JN126253

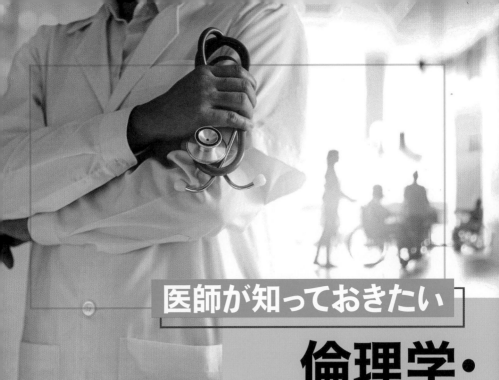

医師が知っておきたい

倫理学・医療倫理

著 **川畑信也**
八千代病院神経内科部長
愛知県認知症疾患医療センター長

その医療行為は倫理に適っていますか？

中外医学社

はじめに

　私たち医師には，日々の診療で倫理学あるいは医療倫理に基づいて診療を行っているという意識は少ないと思います．しかし，医療現場で解決しがたい課題，たとえば安楽死の是非について決断せざるを得ない状況に遭遇すると，その安楽死が正しい行為なのか否かを検討しなければならないのです．このとき，その判断の手助けになるのが倫理学，医療倫理と呼ばれる学問です．

　しかし，医療倫理を含めた倫理学の書籍を通読して感じることは，その倫理的考察が実際の医療現場に即した内容になっているのかが甚だ疑問であり，臨床の現場で本当に役立つ学問なのだろうかとの思いです．たとえば，最近の医療倫理では，パターナリズム（温情的父権主義）は不適切な考えかたであり，現在は患者自身の判断や自己決定権が最優先されるリバタリアニズム（自由至上主義）が主流であると主張しています．患者自身の判断に基づく同意が存在しない医療は法的には違法であり，また倫理的には患者の判断や意思決定が最優先されるべきであるとされています．しかし，医療現場では，自らで意思決定をできないあるいはしない，したくない患者や家族が相当数存在しているのが実情ではないでしょうか．また人の判断や意思決定には種々のバイアスが存在することに関して倫理学，医療倫理は無関心あるいは視野に入れていないように感じます．医療倫理を扱う書籍を熟読すると，知的能力の高い，あるいは社会的道理を十分弁えた患者や家族に当てはめるならば確かに書籍の内容通りだなと思えるのですが，医療現場では必ずしもそのような人々ばかりではなく，現在の医療倫理の書籍には机上の空論を唱えているとしか思えない記載が多すぎるのです．私たち医師が遭遇する患者やその家族は，教育歴や知的能力，生活環境，経済状況，家族との関係性，性格，人生に対する価値観などの背景要因が多様であり，医療倫理に関する書籍が説いている内容はそのなかで比較的解決の糸口をみつけやすい，あるいは解決しやすい課題を取り上げているにすぎないように感じます．また，実際の医療現場では稀にしか遭遇しないような状況を意図的に設定したうえでその課題を話題にしていることも少なくありません．多分，座学で倫理学や医療倫理を学んできた学者が頭のなかで構想したことを書籍にまとめているので現実の医療現場とかけ離れた思考になっている

のでしょう．実際の医療現場に役立たない倫理学，医療倫理は捨て去られるべきです．

　本書は，現場で働く医師の目からみた医療に関する諸問題について批判的な立場から倫理学，医療倫理を解説するとともに実際にどう考えていったらよいかについて解説することを目的としています．本来，医療倫理を語るときには，患者あるいは家族，医療従事者らの心理的な要因やその背景などを考慮すべきだと思うのですが，現在の医療倫理の書籍にはその視点が欠けていると言わざるを得ません．アンスコムは，「道徳哲学の研究は，心理に関する適切な哲学を手に入れるまでは，棚上げしておくべきものであり，われわれはその哲学を著しく欠いている」(大庭 健 編. 現代倫理学基本論文集Ⅲ 規範倫理学篇 ②，p141)と述べています．アンスコムの指摘は今後の医療倫理の課題ではないかと考えています．本書は，倫理学に関して全くの素人である著者が巻末にある書籍を熟読した上で作成していますが，倫理学の専門家から誤った解釈や独善的な意見が多々みられるとの指摘を受けるかもしれません．その折には何卒ご海容を願えれば幸いです．本書が医療現場で働く医師をはじめとする医療関係者が医療倫理の問題に直面したとき，少しでもお役に立てることができれば，それは著者の望外の喜びとするところであります．

　　2023 年 1 月

　　　　　　　　　　　　　　　　　　　　　　　　　　川畑信也

目 次

第4章　倫理学，医療倫理からみた安楽死・尊厳死 ‥‥‥‥ 88

第5章　倫理学，医療倫理からみた終末期医療 ‥‥‥‥‥‥‥ 112

第6章　倫理学，医療倫理からみた診療ガイドラインの性格
・・・・・・・・・・・・・・・・・・・・・・・・・・・・・・・・141

第7章　病名告知・真実告知は倫理的に適ったことなのか・・・150

第8章　高齢者医療をめぐる倫理的問題・・・・・・・・・・・・161

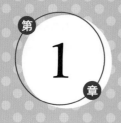

第1章

これだけは知っておきたい
倫理学，医療倫理の知識

　私たち医師は，倫理学や医療倫理の専門家ではありませんし，また専門家である必要もありません．医療現場では，医学的な問題と同時に倫理的な課題に直面することが少なくありません．そのとき必要なことは，実際に遭遇している倫理的な課題をどう解決していくかです．医療現場で生じている諸問題を倫理学，医療倫理が明確に解決できる手立てを提供してくれるとはとても思えません．倫理学，医療倫理の書籍が提供する情報は確かにその通りだとは思うのですが，それでは解決できない課題が実際の医療現場では山積しているからです．医療現場で遭遇する医学的な問題が患者ごとに千差万別であるように倫理的な課題も患者ばかりではなく，患者を囲む家族の考えや経済的問題など多くの要因が複雑に絡み合っていることから解決がより難しい問題ともいえるのです．本章では，実際の医療現場で遭遇する倫理的な課題について考えるための知識，その問題を解決できるスキル習得のために知っておきたい倫理学，医療倫理の最小限の知識について解説をしています．体系的に倫理学，医療倫理を学びたい読者は巻末の参考書籍をあたってください．

Ⓐ　事実と価値とは同一ではない

　私たち医師は，医療に関する事実を基にその医学的判断を下すことが多いのですが，医療現場ではこの事実と価値とが必ずしも一致するわけではありません．たとえば，外傷によって大量出血を生じている患者が救急搬送されてきたとき，輸血を実施しなければ患者は確実に死亡するという事実および緊急の輸血が必要であるという事実に基づく判断（**事実判断**）は，医師ならびに患者（あるいは患者の家族）に共通するものです．医師は，この事実ならびに事実判断に従って輸血を行うべきであると患者あるいはその家族に伝えます（医療者側の**価値判断**）．しかし患者あるいはその家族は，宗教的信念から輸血を拒否することがあります（患者あるいはその家族側の価値判断）．医療者側と患者，その家

族側とでは，事実および事実判断での認識は同一なのですが，生存あるいは救命という価値判断が異なっていることになります．上記のような特殊なケースに限らず医療現場では，事実あるいは事実判断と価値判断とに齟齬がみられる状況にしばしば遭遇します．たとえば，何年も寝たきりになっている90歳を超えた高齢者が誤嚥性肺炎をきたし受診してきた場合を考えてみます．誤嚥性肺炎という事実は間違いなく，さらに肺炎治療に抗菌薬投与が必要であるという事実判断も正しいといえます．担当した医師は，肺炎治療に抗菌薬療法や酸素投与がこの患者には必要であると価値判断を下すのですが，家族は，患者の状況を考えて抗菌薬投与を含めた積極的な治療を望まないとの判断をするかもしれません．ある事実あるいは事実判断に対して医療者側と患者あるいはその家族間で価値判断に違いが存在することは稀ではないのです．輸血をすること，肺炎を抗菌薬で治療をすることは，患者にとって利益になる医療行為であり，倫理的に正しいことであるというべきです．しかしながら宗教的信念で輸血を拒否する，あるいは寝たきり高齢者の肺炎治療を望まないなどの問題は，「患者の人生にとって輸血を行うことは意義があることだろうか」，「患者の自己決定に従って輸血を控えるべきだろうか」，「何年も寝たきりになっている高齢者は抗菌薬治療を望んでいるのだろうか」，「寝たきり高齢者の延命治療は正しいことなのだろうか」などの倫理的な課題に直面することになります．医学的に効果があること，患者に利益をもたらすこと（事実）とその治療を行うべきこと（価値）とは分けて考えていくべきであるといえるのです．

　また，医療現場では，倫理的に妥当な判断は誤った事実理解あるいは事実判断から導かれることは原則としてないといえます．重要なことは事実を正確に理解することですが，場合によっては事実を理解しているつもりで実は知らない間にその人の価値観によって事実を誤って理解していることがあるのです．ある医療行為を実施する際，自らの事実判断と価値判断とを区分けしたうえで両者が同一の意味づけになっているのか否かを検討することが重要になってきます．

Ⓑ　倫理的判断の一貫性

　倫理学では，判断に影響を与えてしかるべきものを**道徳的に重要な違い**と規定しています．一般的にある2つの事案で道徳的に重要な違いがひとつも見出

JCOPY 498-14836

されないならば，それらの事案に対して倫理的に同様の判断をすべきである，とされるのです．言い換えると，2つの事案の間で道徳的に重要な違いがないにもかかわらず，それらを異なったしかたで扱うとき，私たちは一貫性に欠けていることになるのです．たとえば，消極的安楽死（治療の中止）と積極的安楽死（致死薬の投与などで患者を直接死に至らしめる行為）との間に道徳的に重要な違いが存在しなければ，消極的安楽死が許容されると判断されるときには積極的安楽死も許されることになります．しかし，現実には，作為と不作為（行為をすることとしないこと），意図と予見の違いなどを根拠として積極的安楽死は許されないとされています［赤林. 2017. p25-27.（児玉 聡. 第1章 倫理学の基礎）]23)．倫理的判断の一貫性は，安楽死以外にも精神疾患と診断された人と診断されていない人との間の処遇でも問題になります．ダンとホープは，その著書で以下のように述べています．「精神疾患のAという人と，精神疾患でないBという人がいて，2人とも他者に対する危害の危険性が同じである場合，（この危害の危険性という理由から）Aを予防拘禁するのが正しいとすれば，Bを予防拘禁するのも正しいことになる．逆に言えば，Bを予防拘禁することが不正であるならば，Aを予防拘禁することもまた不正である．そうでなければ，われわれは精神疾患の患者を差別していることになる」，「精神疾患でない人々に対して予防拘禁を行うことは受け入れがたい人権侵害であると考えるならば，精神疾患をもつ人々に対する予防拘禁も受け入れがたい人権侵害である．現在の状況は，一貫性に欠け正義に反している」［ダン，ホープ. 2020. p81-91]36)．

　倫理的判断の一貫性を論じる際に重要なことは，道徳的に重要な違いをどのように規定するかであろうといえます．安楽死に関して作為と不作為あるいは意図と予見とに道徳的に重要な違いがないと判断するならば，積極的安楽死と消極的安楽死の間には倫理的判断の一貫性があるとされ，消極的安楽死が許されるならば積極的安楽死も許されると主張できることになります．逆に積極的安楽死が許されないならば消極的安楽死もまた許されないことになってしまいます．そのように考えると安楽死の是非は倫理学あるいは医療倫理では解決できない，倫理的に考える意味が喪失することになり，この問題は法律に委ねる姿勢に繋がっていくことになるのでしょうか．『人をつなぐ対話の技術』という書籍のなかで山口は，「倫理は，感情から始まって法律で終わる，と言ってよい」と述べています(p118, 191)[1]．たとえば，人工妊娠中絶について受精後から胎児は一貫して生命をもつことから中絶規制強化を唱えるプロライフ派と女性

の選択権を第一とするプロチョイス派が倫理的にも感情的にも鋭く対立をしています。倫理的には，どちらの考えが正しいかの決着を図ることは難しいともいえるでしょう。しかし，現実的にはどちらの意見が正しいかを決めなければならないのです。倫理学は，意見の異なる両者が対話を重ね，お互いが納得できる解決策を探していく作業といえます。いまだ正しさが見出されていないところに共有できる正しさを創造するのが倫理の実践といえるのです。そして，中絶に関する法律が成立することで両者はこの法律を遵守した行動をすべきであるとなるのです。倫理的な対立(衝突)や論争，未解決な事柄は，法律(ハード・ローならびにソフト・ローいずれも意味しています)が作られることで法律に則った手順が確立され，倫理学の役割が終了するということになるのだろうといえるかもしれません。安楽死の是非が法制化されたならば，安楽死に関する論争が展開されることはなく，その法律に従って個々の手順を踏んでいけばよいといえるのです。そこではもはや，安楽死が容認されるか否かとする倫理的な問題は不要となるのです。

Ⓒ 倫理的判断の公平性

倫理学では，**倫理的判断の公平性**も重要な要素になっています。道徳的に正当な理由がない限り，自分の利益だけではなく他人の利益も平等に配慮しなければならないのです。功利主義を唱えたベンサムは，「誰でもひとりとして数え，誰もひとり以上として数えてはならない」として自分の利益を他人の利益よりも優先して扱ってはならない，自分と他の人々とを異なったしかたで扱ってはならないと述べています。公正な視点に立つために役立つ方法として以下のものがあります [赤林. 2017, p27-28.(児玉 聡. 第1章 倫理学の基礎)][23]。

① **想像上の立場交換**：想像を働かせて他人の立場になったつもりで物事を考える方法です。医療現場で以前からしばしば言われている「患者さんの立場に立って治療を考えなさい」，「医師のあなたが患者だったらどうしてほしいかを考えて診療をしなさい」というものです。

② **ダイアローグ**：他者との実際の対話や議論を通じて自分の倫理的判断に不適切な偏りがないか，事実判断あるいは価値判断に誤りがないかなどを内省する方法です。医療現場では同僚医師との対話や症例検討会などを通じて治療方針を決定する過程に該当するものです。この方法では，対話や議論を行う相手

が自分と同様に公正さをもち合わせていなければ公平性は担保されません．た
とえば，教授を頂点とする医療チームによる対話や議論は，上下関係という階
層性が存在することからダイアローグを通じて倫理的判断の公平性を期待する
ことは難しいといえるのです．教授の判断が倫理的に公平性を欠くとき，教室
に所属する医師はどのような対応をすればよいのでしょうか．教授の判断に異
議を唱える場合には，その後に不利な就業環境に陥る覚悟が求められるかもし
れません．

　想像上の立場交換やダイアローグを通じて，どの立場に身を置いてみても同
じ倫理的判断が支持されると考えられるのであれば，その倫理的判断は公平と
いえる，のだそうです．

Ⓓ　倫理の4原則

　過去の人体実験の問題から米国では，これを考える際の重要かつ基本的な倫
理原則としてベルモント・リポートが1979年に報告されています．これは，
「人格の尊重」と「善行」，「正義」という3原則から構成されています（ベルモ
ント3原則）．同じ年にビーチャムとチルドレスは，人体実験を含む生命倫理全
般にわたる4原則を呈示しました．これはベルモント3原則に「無危害原則」
を加えた倫理の4原則として生命倫理や医療倫理を論じる際の基本になってい
ます．以下で**倫理の4原則**を解説していきます［塚田ら．2018，p25-31.（沖永隆
子．第2章　生命倫理理論）］[28].

① **自律尊重**（ベルモント3原則の「人格の尊重」が言い換えられたもの）：患者
や被験者が自ら判断し選択することを尊重するものであり，医療現場でいう自
己決定権でありインフォームド コンセントの背景概念になっています．自律
的な選択は，あくまでも患者の権利であってすべての事柄に対してそうしなけ
ればならないという義務とは異なるものです．自律的な個人ではその自己決定
を尊重し，自律性の減少した人や自己決定能力の低下している人は保護される
ことが求められるのです．さらに意思決定能力の喪失した患者の場合には，本
人にとって最善の利益を周囲の人々がいかに支えていくかが重要な課題になっ
ています．
② **無危害**：患者に危害を加えないよう特別の配慮を医療従事者に求める原則

です．これは，次に述べる善行（与益）と表裏一体の関係になっています．医療現場では，患者の益を目指す医療行為が同時に害を及ぼす状況にしばしば遭遇します．たとえば，患者の病気を治癒させる薬剤が同時に重篤な副作用を生じる可能性があるとき，その薬剤を使用してよいかの選択を迫られることになります．

③ **善行（与益）**：患者の利益や幸福に資するよう行動することを促すことを意味します．このとき，患者にとって何が最善の利益なのかを判断するのは誰なのかの問題が出てきます．一般的には，医療従事者による客観的評価によって患者の最善の利益になると判断される医療行為をなすことが善行に該当するので，医師を含む医療従事者が判断をすることになります．患者自身の見解あるいは意思は，自律尊重の原則によって考慮されると考えられています．問題点として，医療従事者と患者との間で治療に対する評価や希望が相克する場合に苦慮することが少なくないことが挙げられます．たとえば，エホバの証人（正式名は，「ものみの塔聖書冊子協会」）が主張する輸血拒否では，医療従事者は救命という観点から輸血を施行すべきであると考えることが多いのですが，患者側の評価は真逆，つまり信仰に反する行為であり益ではなく害にしかならないのです．

④ **正義**：人びとを差別せず公正に扱うこと，また人々に公正な配分を行うことを示しています．たとえば貧富によって患者への治療を差別しないこと，あるいは少ない医療資源の配分をどうするか，配分の公正さを求めることを意味しています．災害時のトリアージなどの議論で重要な原則になるものです．

　この米国型の倫理の4原則以外に欧州でも同様の倫理原則が提唱されています［Column 1，p7 参照］．今後，本書で倫理の4原則として述べるときにはこの米国型の4原則を意味しています．

　しかし，医療現場における倫理的な課題がこの倫理の4原則を考慮することで解決できるとは限らず，むしろこの4原則が対立することでその原則の抽象性が浮き彫りにされることをしばしば経験するはずです．どの原則を優先して援用するのかで迷うことになり，具体的な行動指針を決定できないことが多いかもしれません．以下の事案で倫理の4原則がどのように働くのかをみていきましょう．

JCOPY 498-14836

85歳男性でアルツハイマー型認知症に進展しており，身体合併症として慢性呼吸不全に罹患し酸素療法が必要になっています．この患者は，82歳の妻によって自宅で介護されています．今回，肺感染症が出現し入院の必要性があるのですが，前回の入院ではせん妄を呈し，さらにベッド上安静や身体拘束を余儀なくされたことで日常生活動作（ADL）の低下がみられています．今回も抗菌薬の使用で肺感染症から回復する見込みはありますが，今後も同様の感染症を起こすことは避けられないと予測されています．妻は，夫が最大限の治療を受けられることを希望しています．私たち医師は，この患者を入院させるべきでしょうか（実際には入院させて治療をすることになる場合がほとんどでしょうが）．この事案では，まず患者の自律尊重の原則から考えると，患者自身が意思決定をできるかどうかが問題になります．患者が在宅でのケアか入院治療かの選択を理解し，適切に判断するに足る十分な能力をもっているならば問題は生じないでしょう．患者が意思決定をできないならば，私たちは善行（与益）の原則に拠ることになります．この事案では，認知症に進展しており，その判断能力の是非を判定するという別の倫理的な課題も浮上してきます．本事案に立ち戻ると，患者にとって最善の利益となるように医療行為をすべきであるということ，つまり善行（与益）が尊重されることになるのです．妻の意向をどう考えるべきでしょうか．自律尊重の原則の観点から妻の意向が重要になるのは，患者の意向を妻が知っているあるいはその意向を推測することができる，判断能力があったときに患者が妻に意思決定を依頼していたか否かです．なぜならば善行（与益）の原則からみると，妻が患者の最善の利益は何かについてよく理解する立場にあるからです．正義の原則では，入院に際して健康保険から支払われる入院費用が他の人々にとって公平なのかの問題が生じます．在宅でのケアとなると，妻に不公平なあるいは望まない介護負担がかかることはないのでしょうか．私たち医師が医療現場でしばしば遭遇するこのような事案をひとつとっても，倫理上で考えるべき課題が数多くあるのです．

Column 1

前述の倫理の4原則（米国型）は，米国の生命倫理学の基本になる概念ですが，この原則には米国の個人主義を背景にした自律尊重があまりにも強調されているとの批判がしばしばみられます．つまり，米国流の個人主義による自己決定権が絶対視され，人間は社会的あるいは文化的な文脈のなかで生きており，また生活

をしているとの視点，つまり社会や家族などの関係性から医療を捉えていないとの批判です．一方，欧州では，1998年に欧州連合EUに対してなされたバルセロナ宣言と呼ばれる4原則が提唱されています．これは，以下の4つの基本原則から成っています［塚田ら．2018, p31-33．（沖永隆子．第2章 生命倫理理論）］[28].

① **自律**：米国型の4原則と異なって欧州型では，自律を自己決定に限定せず，人間がもついくつかの能力（自分の人生と生活の目標や考えを創造できること，道徳的な洞察をもち得ること，自ら行為をすることができること，など）の総体として捉えています．

② **尊厳**：人間やそれ以外の存在にも道徳的地位を認める概念ですが，尊厳自体には多様な意味があり，簡単に定義することはできないとされています．

③ **統合(不可侵)**：人間は，身体的にも精神的にも不可分で不可侵である，つまり統合された存在であることを意味しています．ひとりの人間として，人生や生活が統一されたものであると想定されています．

④ **傷つきやすさ(弱さ)**：人間は誰でも傷つきやすく脆弱な存在であるという生のもろさを意味しています．これには，生の弱さと同時に弱い立場の人に対する配慮や援助，保護を行うべきであるという義務も含まれています．

E 倫理の4原則が対立する場合の考えかた

医療現場では，前記の倫理の4原則が対立する事案にしばしば遭遇します．たとえば，人工妊娠中絶を例に考えてみましょう．自律尊重の原則に準拠すると，妊娠をした女性あるいは夫婦は胎児の運命を決定することが可能と解釈できます．一方，胎児としての生命を絶つ行為は無危害の原則に反することになり，また正義にかなう行為と考えられるでしょうか．さらに言うならば，胎児に人格が備わっているのか，生存権があるのかとの倫理的課題にも発展していくことになるのです．生体間臓器移植では，ドナーにとって健康な身体にメスを入れることから無危害の原則に反する行為に該当するのですが，臓器移植を実施しなければ死亡してしまうレシピエントに対する善行（与益）と解することもできます．終末期医療における人工呼吸器の取り外しを患者が希望（自律尊

JCOPY　498-14836

重)することで実行に移すことは正義に反する行動とならないかあるいは善行
(与益)に該当するといってよいのかの判断に苦慮することはないでしょうか.
つまり, 倫理の4原則があるからといって医療現場では解決できない課題が数
多く残ることもまた事実なのです. 実際の医療現場では, 倫理の4原則に優先
度あるいは価値の優劣をつけながら個々の医療行為について判断をしていくこ
とになるのです. そのように考えると原則があるとはいえ, 結局個々人の価値
観によって医療が左右されるということにならないのでしょうか. ジョンセン
らは, 以下の事案を呈示しています [Jonsen. 2006, p91-94][3]. 24歳, 大学院生が
頭痛と肩こり, 発熱で友人らによって救急外来に運び込まれます. 細菌性髄膜
炎と診断され, 抗菌薬による治療が必要なことは医学的に妥当といえる事実判
断です. しかし, この大学院生は治療を拒否し, 帰宅したいと訴えます. 治療
拒否の理由を述べず医師との話し合いも拒否しています. この状況は患者自身
の自律尊重(自己決定権)と医療側による患者の利益のための介入(善行, 与益)
との間で倫理的な対立(衝突)が生じることになるのです.

このように倫理の4原則が対立するとき, いくつか対処法が挙げられていま
す [赤林. 2017, p66-67. (水野俊誠. 第3章 医療倫理の四原則)][23].
① **原則の特定化**：これは, 「2つ以上の原則が対立しているときに, その原則が
個別の行動領域に対してその原則から引き出されてくる含意を特定して, きわ
めて抽象的な原則にはこだわらないようにしようというもの」と規定されてい
ますが, それこそ抽象的すぎて倫理学を専門としない者には正確な意味を掴む
ことが難しいといえます. 水野は, 具体的な例を呈示してその内容を説明して
います. 精神科に通院している患者が特定の第3者を殺害する意図をもってい
ると医師に打ち明けたとき, 守秘義務の基礎となる自律尊重と他人に危害が及
ぶことを避ける善行(与益)が対立します. 医師として患者に対する守秘義務を
遵守すべきか危害が及ぶ可能性のある第3者にその情報を伝えるべきかの判断
を迫られます. そこで守秘義務を「患者が特定の第3者に深刻な身体的危害を
加える意図を表明していない場合には, 精神療法で患者が治療者に告げた情報
を, その患者の同意を得ずに, 治療者が他人に開示してはならない」というよ
うに特定化することで守秘義務が善行(与益)と対立しなくなるそうです. 倫理
の4原則について個々の具体的な状況を設定し解釈することでその対立の解消
を図ろうとする意図のようですが, この特定化で両者の対立が解消されると理

JCOPY 498-14836

解することはなかなかできないように思われます．前述のケースでは守秘義務に反して第3者に危害が及ぶ可能性を伝えるべきなのでしょうか．

② 原則の比較考量：対立する原則を比較，考量することであり，それぞれの原則の相対的な重みと強さについて熟慮して，どちらの原則が当該事案でいっそう重要であるかを判断するものです．

③ 単一の原則を選択し採用：たとえば，自律尊重の原則を優先的に採用して事案の倫理的判断を行う方法です．エホバの証人の輸血拒否について倫理的判断を下すときに本人の自律尊重（自己決定）を絶対視することでこれを許容する場合です．しかし，自律尊重の原則を極端に重視すると，積極的安楽死やクローン人間の作成なども許容されることになり医療現場の混乱を招きかねません．

④ 原則の優先順位を設定する：たとえば，倫理の4原則のなかで自律尊重を善行（与益）や無危害よりも常に上位におく見解などがあるようですが，なぜ自律尊重が最優先されるのかについて十分な説明がなければならないといえます．最優先を設定するならば4原則という横一列の概念と矛盾することになってしまいます．

F すべりやすい坂論法

すべりやすい**坂論法**とは，ある規範や行為が法的または道徳的に許されないことを示すために使われる倫理学における論法のひとつです．ある規範や行為を認める，あるいは受け入れると，それに類似した別の規範や行為も連鎖的に許容されることになり，最終的には道徳的に許容できない規範や行為をも受け入れざるを得ないことになるというものです．たとえば，安楽死を合法化すると，自発的安楽死を望む人々ばかりではなく，次に精神疾患をもつ人間や重度の障害をもつ新生児が殺されることになり，さらに社会にとって役に立たない人間や高齢者が意に反して抹殺されることになるので，安楽死を合法化すべきではないとの結論に至るのです．ダンとホープは，すべりやすい坂論法の中心の考えかたとして，ある特定の見解を受け入れたら最後，道徳的に誤っている極端な見解を受け入れないことは非常に困難であるか，さらには不可能でさえある．坂道を一番下まですべり落ちないことは非常に困難になるので，極端な見解を受け入れたくないのであれば，最初の穏当な見解も受け入れてはならない，と述べています［ダン，ホープ．2020，p55］[36]．

Ⓖ 医学的無益性という概念について

　私たち医師は，患者に利益をもたらすべき義務を負っていますが，この義務には倫理の4原則がいう善行（与益）を背景とする倫理的義務と診療契約に基づいた適切な医療を提供する法的義務とに分かれます．医療現場では，医療行為を実施しても望まれる効果を期待できない場面にしばしば遭遇します．たとえば，心肺蘇生を実施しても蘇生の可能性が全く期待できない場合です．**医学的無益性**と呼ばれるものです．では，この医学的無益性とはどのような状況を指しているのでしょうか．ここでは医療倫理における代表的な3人の識者の考えを簡潔にまとめていきます．詳細は巻末の書籍を当たってください．

　ロウは，医学的無益性の定義を狭義と広義として分類しています［Lo, 2020, p109-114]41)．狭義の医学的無益性の事案として，MRSAによる重度敗血症を呈する74歳の患者に対して家族がインターネットで知り得た無効と考えられる抗菌薬投与を希望している場合や，心停止した54歳の患者に対して30分にわたる心肺蘇生が成功していないなかで家族がさらなる心肺蘇生を希望している場合などを挙げています．医師は，これらの事案に対して家族らの要望を受け入れる倫理的義務はないとしています．むしろ治療を提供すべきではない義務を負っています．狭義の医学的無益性では，無益性の判断は医療に関する専門家である医師が判断すべき事柄といえます．一方，医療現場では，もっと複雑で価値判断に困惑し，医師が一方的に判断を下すことができない事案が数多くみられます．広義の医学的無益性と想定される事案として，高度認知症に進展した74歳男性がこの半年間で3回誤嚥性肺炎によって入院してきた事案を呈示しています．唯一の肉親である娘は抗菌薬による治療を希望しますが，研修医は，認知症は進行性で回復不能であること，QOLが不良な状態では尊厳を保つことができないことなどから治療は無益であると主張しています．広義の医学的無益性は，医師の判断だけではなく患者やその家族を含めた多くの人々が関係する倫理的な課題でもあるのです．

　シュナイダーマンらは，その書籍で医学的無益性について詳述しています［シュナイダーマン，2021，p1-28，p203-223]50)．彼らは，「医師は無益な治療を提供する義務がないだけではなく，無益な治療を提供するべきではない」と主張し

JCOPY 498-14836

ています．そのために医学的無益性の概念を以下のようにまとめています．医学的無益性は，量的な側面と質的な側面に大別され，量的な側面を医療の実践に固有の不確実性と結びつけています．医療の効果は不確実であり，100回の治療が失敗しても101回目には成功するかもしれません．この視点から考えると，100回失敗しても101回目をトライすべきとの結論になってしまいます．つまり治療を諦めないということです．しかし，彼らは，「もしある治療がこれまでの100の事例においてうまくいかなかったならば，もう1度それを試みたところでうまくいかないだろうことはほぼ確実であるということに同意するだろう」，「私たちがそのような治療を無益であるとすることに同意できるならば，それを提供することは医師の標準的な義務には含まれない」と述べて，治療成功の確率の視点から「ある時点において医学的成功の見込みが低いため達成を試みることは無益であるとするより基本的な考え」を医学的無益性の量的側面としています．一方，医学的無益性の質的側面として，「もし患者が治療による利益に価値を認める能力を欠いているなら，あるいは，治療によって患者が生きるために急性期病棟に完全に依存している状態を脱することができないのであれば，治療は無益であると見なされるべきである」との実践的な定義を示しています．しかし同時に「ある特定の治療は無益であるかもしれないが，ケアは決して無益ではないし，また決して患者は無益ではない」とも述べています．

　ジョンセンらは，これまで知られている医学的介入では生理的機能を回復できないところまで病状が悪化し，生理学的な意味で治療に応答できず，いかなる救命努力も無益である状態を**生理学的無益性**，理屈や経験から介入が成功しない可能性が非常に高く，しかもごくまれに成功するとしてもそれを意図的に生み出すことができない場合に，それでも患者に利益を与えようとする努力を**確率的無益性**と呼んでいます [Jonsen. 2006, p24-35][3]．前者はシュナイダーマンがいう医学的無益性の質的な側面，後者は量的な側面に該当しています．確率的無益性には，① どのレベルの統計学的あるいは実証的な根拠が無益であると判断するために必要か，② 医学的介入が無益かどうかを誰が決定するのか（医師なのか患者あるいはその家族なのか），③ 医療チームと患者側との間である治療行為が無益であるかどうかについての意見が一致しないとき，それを解決するためにどのような手順が使用されるのか，の問題点が指摘されています．① については定立した根拠はなく，研究デザインがしっかりした臨床研究で介

JCOPY 498-14836

入の成功率が1%以下であれば，介入は無益であると考えるべきとの提案があると記されています．②に関しては倫理的に未解決でありケースバイケースと述べています．③に関しては医療機関が対立を解決するために指針を作成すべきであると簡潔に述べているだけであり，医師と患者側との話し合いが重要であるとしています．最後に患者側と話し合うときには，無益という用語は避けたほうがよいと忠告しています．なぜならば，この言葉を聞くと患者側は，医師が患者のことを「あきらめた」と宣言していると受け取るからです．無益な状況については，予想される利益と介入を継続することによる負担のつりあいがとれていないというしかたで議論するよう提案をしています．

H 自己決定権に対する批判的見解

　自己決定権という概念は，医療現場で当然のように受け入れられてきていますが，これに対する批判の声も聞かれます．小松は，以下に示す4つの根拠を挙げながら，自己決定権を認めないとの立場で論説を展開しています［小松. 2020，p35-84]42).

① 自己決定権は個人に閉塞した問題ではない．人が生きていくなかで個人が何かを決めるという作業が個人の問題にとどまることは決してない点を強調しています．たとえば，安楽死は本人が決定することですが，安楽死の結果として周囲の人々に感情的な反応を含めて多様な影響を及ぼすことになります．安楽死は，本人だけの問題ではない以上，本人だけで決めるのはおかしいといえるのです．
② ナチス・ドイツの亡霊．国家規模の安楽死の実施という優生政策が悲惨な結果を引き起こした歴史に鑑み，自己決定権を主要な武器にして同じことが繰り返される危険性を指摘しています．
③「わがまま」を保証してどうしようというのか．自己決定権を容認すると，自分のことは自分で決めればよい，他人に口を出してほしくないと考えがちになり，他人同士のコミュニケーションを遮断，排除する道具として機能する危惧がある．自己決定権と自分勝手はどう違うのかとの指摘をしています．
④ 死をはたして自己決定できるか．人が死にゆくときには，家族や治療する医師や看護師をはじめとして多くの人々が関わるものであり，死は周囲の人々す

べてにまたがる人間関係のなかで生じる事柄である．死は関係のなかでしか成立しないのだから，人は死を権利として所有も処分もできない．

　小松の論理を医療現場に敷衍するならば，自己決定権は，患者自身が治療方針を決定するという個人主義を偽装しながら，いつでも医療側に悪用されかねない危険性をもったものになるとも解されるのです．

　香川は，「生命倫理の問題では，自己決定という概念がほとんど常に登場してくるのを見た．特に判断に迷うような場合には，自己決定ということで，『当事者たち』に最終的な決定が委ねられてきた．そうした自己決定は，議論を打ち切る魔法の杖でもあった」と述べています［香川. 2021, p344][52]．医療現場においても解決できない問題や意思決定が困難な事案において，「最後に決めるのは患者さんであり，ご家族ですよ」とのフレーズで片づけられる場面が多いのが事実かもしれません．

Ｉ　臓器移植と自己決定権

　臓器移植には，健康な第3者からの臓器提供を受ける**生体間臓器移植**と心停止・脳死となった第3者から臓器提供を受ける**心停止・脳死移植**の2種類があります．生体間臓器移植では，① 健康な身体をもつ臓器提供者（ドナー）の最善の利益が保障されること，② ドナーの同意あるいは承諾は任意のものでなければならない，③ 個人が自己の身体に対する所有権を有していることから臓器提供は自己決定権に基づいて判断されることが原則になります．刑法上では，健康なドナーからの臓器摘出は，侵襲的医療行為になるので**傷害罪**（刑法204条）の構成要件に該当する行為になります．ドナーは，臓器摘出によって身体的な利益を得るわけではなく，むしろ身体に一方的な不利益を被ることになるので，最善の利益が保障されること，それは臓器摘出術が安全に実施されることを意味しています．ちなみにドナーからの臓器摘出が正当化されるのは，「被害者の同意あるいは承諾」の理論であるとの見解が有力視されています．これは，被害者（この場合はドナー）の同意あるいは承諾が存在するならば，傷害罪の成立が否定される（同意傷害）との解釈に基づくものです．ドナーの同意あるいは

※ **刑法204条**（傷害）：人の身体を傷害した者は，15年以下の懲役又は50万円以下の罰金に処する．

JCOPY 498-14836

承諾は，臓器提供を受けるレシピエントやその他の家族などからの暗黙の圧力を含めた強制によるものではなく，あくまでもドナーの自己決定権が最優先されるべきであるとされています．

　脳死移植における自己決定権について考えてみます．1997年に成立した**臓器の移植に関する法律**では，臓器移植に使用するために本人が臓器を提供する意思を書面によって表示しており，かつ家族が脳死判定ならびに臓器移植に同意をする場合に限って臓器移植が可能になっていました．しかし，2009年に成立した**臓器の移植に関する法律の一部を改正する法律**では，本人が臓器提供拒否の意思表示をしていなければ，家族の同意を得ることで臓器提供が認められるように変更されています．つまり本人が臓器提供を希望するとの自己決定を行っていた場合には問題は生じないのですが，本人が臓器提供を拒否するとの明確な自己決定をしていなければ，家族の意向で臓器提供がなされる可能性があるのです．小松は，この改正法に対して自己決定の重みが緩められ，本人の自己決定という絶対条件が骨抜きにされたと厳しい批判をしています．大半の人々は，臓器移植を拒否する意思を書面で残すことなどないだろうとも指摘しています［小松．2020, p190-192]42)．本来，臓器移植は本人の一身専属性の事項であり，本人の意思が最優先されるべきものとされています．しかし，この改正された法律では，臓器移植を希望するとの意思よりも臓器移植を拒否するとの明確な意思表示がないことが優先される結果になっているとも解釈されるのです．臓器移植に関しては，倫理学あるいは医療倫理が重視する自己決定権よりも移植件数を増加すべきである，あるいは増加させたいとの意向が優先されているということもできるのです．

Ⓙ　思考実験と臨床の現場における課題との齟齬

　倫理学の書籍では，**思考実験**という用語がしばしば登場してきます．これは，理科系科学における実験器具を用いた実験ではなく，想像力などを働かせて頭のなかで行う推論を指すものです．思考実験は，日常的には存在しないような理想的な状況を人工的に作り出すことで，倫理的問題に対する我々の直観的な判断を得ることを目的とするものです［児玉．2020, p80]34)．代表的な思考実験として**トロッコ**（あるいは**トロリー**）**問題**がしばしば挙げられています．これは，「トロッコ（路面電車）が暴走しています．私が何もしなければ，線路に結び

つけられた 5 人の人間がひき殺されます．もし私がスイッチを切り替えて，トロッコを別の線路に引き入れれば，5 人は助かりますが，引き入れた線路に結びつけられているひとりがひき殺されることになります．私はスイッチを切り替えるべきでしょうか」という架空の事案です．別のバージョンでは，「トロッコ（路面電車）が暴走しています．私が何もしなければ，線路に結びつけられた 5 人の人間がひき殺されます．私は歩道橋の上におり，そばに見知らぬ太った男性が立っています．この男性を歩道橋から突き落とせば，この男性は死にますが，その体がブレーキになり，トロッコは 5 人の手前で止まって 5 人は助かります．私はこの男性を突き落とすべきでしょうか」．いずれも 5 人を犠牲にするかひとりを犠牲にすべきかの選択を迫られるものです．これらは功利主義を批判する際にしばしば利用されていますが，果たしてこのような空想的あるいは架空の事案が現実の世界で生じ得るのでしょうか．これら架空の事案から導き出される道徳意識は架空の世界の人々が抱く道徳意識に過ぎず，現実の道徳意識と合致することはないとの考えかたもあります．空想的あるいは架空の事案を対象にいくら思考実験を行っても実際の医療現場で直面する倫理的な課題の解決になるとはとても思えないのですが，児玉は，「日常的には起こらない極端な状況を仮定して考えてみることで，我々が普段用いている考え方の特徴や限界が露わになることがある．したがって，そのような事例はそもそも起こりえないというような批判は往々にして的外れと言える」，と思考実験の倫理学上の意義を強調しています［児玉．2020，p81-82］[34]．一方，「トロリー問題を扱うこうした作業は，現実の課題に目を向ける精神的な重圧から身をかわすべく象牙の塔にこもった哲学者が，えり抜きの不自然なシナリオに熱中するという気の滅入るような事例にすぎない」との意見もあります［エドモンズ．2015，p148］[15]．シンガーらは，医療現場での思考実験例を紹介しています．「ある外科医が患者に非常に難しい手術を行おうとしているところを想像せよ．その病院には臓器移植を受けない限りまもなく死亡する患者が 4 人いることを医師は知る．1 人は心臓，もう 1 人は肝臓，あと 2 人は腎臓を必要としている．医師がこれから手術しようとしている患者は，これら 4 人にとって完璧なドナーになるだろう．この外科医にはこの困難な手術を成功裏に行う能力があるが，もしこの患者が死亡しても，誰も驚きはしないし，その死の捜査究明が必要だと思う者もいないだろう．この外科医はこの患者が死亡するようなかたちで手術を行うべきだろうか．そうすれば彼の臓器が 4 人の命を救うことになる」［シンガーら．2018，

JCOPY 498-14836

p84]30). このような事態が実際の医療現場で出現するでしょうか. 医療現場での倫理的な課題は, 架空の事案ではなく実際に起きている事案なのです. 前述の児玉は,「架空の事例を創り出すことは, 現実の事例を見つけ出すよりも簡単であるし, よりおもしろい」ために, とりわけ他人の理論を批判するために思考実験が用いられることが多いという意見がみられ, おもしろい事例を考え出すことが倫理学研究におけるひとつのスキルになっている観がある, と苦言を呈しています [児玉. 2010, p159-160]6). 一方, サンデルは, 思考実験ではわれわれが実生活で出会う選択につきものの複雑で不確実な要素が取り除かれていることから行動指針として不完全であると批判をしています [サンデル. 2011, p41-50]8). たとえば, 引き込み線路上のひとりの作業員が線路に結びつけられた紐を外すことで線路脇に飛びのいたとしたら, このトロッコ問題は成り立たなくなってしまいます. トロッコ問題について詳細を知りたい読者は巻末の書籍 [グリーン. 201514), エドモンズ. 201515), カスカート. 201516)] を参照してください.

K ハード・ローとソフト・ロー

倫理学や医療倫理, 法律書ではハード・ロー(hard law)とソフト・ロー(soft law)という用語がしばしば出てきます. 医事法辞典[甲斐. 2018b, p6-7]26)では, ハード・ローは「国会や行政機関等の立法権限を有する機関が作成し, 国家による強制的実行が保証されている規範」, ソフト・ローは「国家が形成する法ではなく, 裁判所による強制的実行が保証されていないにもかかわらず, 現実社会において何らかの拘束力を持ちながら機能している諸規範」とされています. ソフト・ローは, たとえば行政の作成する指針や宣言, 学会が自主的に定めているガイドライン, 院内ガイドラインなどを指しており, 医療倫理という言葉で置き換えることができます. 医療現場では, 法と医療倫理とが重畳的, 複合的に役割を分担しながら働いています. ソフト・ローは, 確かに法的強制力をもちませんが医療現場では遵守すべきあるいは遵守されているルールということもできるのです. たとえば, わが国では生殖補助医療を規制する法律は存在しませんが, 日本産科婦人科学会による会告, たとえば「ヒト胚および卵子の凍結保存と移植に関する見解」などがそれを規律するソフト・ローの役割を担ってきています.

内田は, 医療領域におけるハード・ローとソフト・ローについて以下の批判

を行っています．ハード・ローは数多く制定されているが，医療に対する国家の統制・監督を担保する根拠法という性格が強く，統制・監督の具体については省令・通達・ガイドラインなどに委ねられている．問題点として，本来，ハード・ローで規律すべきことが規律されていないこと，法不在のまま作成されたガイドラインはソフト・ローとはいえないことである．両者が欠けているという意味で法不在の状態といってよい．これは，医療従事者および患者・家族らがともに依拠すべき「共通の尺度」がないことを意味する［内田．2021, p22-23］[47]．

L 主な倫理理論の概略

1 功利主義

功利主義は，18世紀末にベンサムによって提唱され，19世紀にミルによって洗練された倫理理論です（ベンサムの生活記録を検討した Lucas と Sheeran [2] は，現代に生きていればベンサムは医学的診断としてアスペルガー症候群とされる可能性が高い，と結論しています）．ミルは，自著である「功利主義」のなかで，「効用，つまり最大幸福原理を道徳の基礎として受け入れる考え方によれば，行為は幸福を増進する傾向があれば，その度合いに応じて正しいものとなり，幸福とは反対のものをもたらす傾向があれば，その度合いに応じて不正なものとなる．幸福は快楽を意味しており，苦痛の欠如も意味している．不幸は苦痛を意味しており，快楽の欠如も意味している」，と述べています［ミル．2021, p24］[44]．つまり，私たちが行うべきこと，正しい行為とは，幸福を増大させる行為を意味しており，反対に行うべきではないこと，不正な行為とは，幸福を減少させる行為なのです．ある行為によって影響を受けると思われるすべての人々（関係者）における幸福と苦痛，言い換えると利益と不利益のバランスを考慮し，それらの人々の幸福を全体として最大限にもたらす行為ほど道徳的に正しいと考える道徳あるいは倫理の原理を功利主義は採用しています．児玉は，功利主義の特徴として，1)帰結主義，2)幸福主義，3)総和最大化の3つをあげています［児玉．2012, p54-57］[9]．**帰結主義**は，ある行為や判断が道徳的に正しいか否かを，その結果の良し悪しのみで判断する立場を指しています．**幸福主義**は，この世界にてそれ自体で価値をもつのは幸福だけであり，幸福の実現が人生の究極的な目的であり善であるとする説であり，福利主義あるいは厚

18　これだけは知っておきたい倫理学，医療倫理の知識

JCOPY 498-14836

生主義とも呼ばれます．功利主義では，ひとりの幸福を最大化するのではなく，人々（関係者）の幸福の総和が最大（**総和最大化**）になるように判断あるいは行為をすることが正しいことであるとみなされるのです．ここにはひとりをひとりとして数える，つまりある人の幸福を2倍にしたりあるいは半分に数えたりしない公平性が働いています．功利主義は，**最大多数の最大幸福**を求めていることならびにひとりをひとりとして扱うことから人種や性別，社会的地位，貧富などによって差別しないので医療倫理として受け入れやすい考えともいえます．

　功利主義は，現在，行為功利主義と規制功利主義に大別されています．**行為功利主義**は，ある特定の状況において行いうる複数の行為のなかで，最も功利性の高い行為をなすべきだとする立場です．**規則功利主義**は，ある一定の状況においては常にある種の行為をせよと命ずる規則のうちで最も功利性の高い規則を採用し従うべきだとする立場です．個々の行為の正・不正は，この規則に従っているかどうかで判断されることになります［児玉．2010，p141）[6]．功利主義は，望ましい結果（帰結）をもたらすときにその行為は正しいとするのですが，この望ましい結果（帰結）は人や社会，時代によって異なるものであり，何が望ましい結果（帰結）であるかを決定することは困難ともいえます．たとえば，功利主義が目指す幸福とは何かを考えてもそれは人や状況によって異なるものであり絶対的な幸福を定義することはできません．つまり功利主義は，どんな人にも普遍的に当てはまる道徳的行為を呈示することができないとも解釈されます．功利主義を医療現場に置き換えて考えると，患者にとって最大の結果（医学的利益）を生み出すのがよい医療であり，さらに言えば，患者ならびにその関係者（主として家族）の利益が最大となる結果をもたらす医療行為が正しい行為に該当するといえるのです．

　功利主義に対しては多数の批判がみられます．そのひとつに，道徳に関する私たちの直観や慣習に反する結論が導き出されることがあり，感情的に支持されにくい点が挙げられます．たとえば，ひとりを殺害することで10人の命が助かるならば，そのひとりを殺害することは正当化されると功利主義は結論します．しかし，感情論では，そのひとりにも生きる権利があり殺害は許容できないと反論されます．グリーンは，「功利主義は，何であれもっともうまくいくことを，それが最終的に何であれ，たとえ自分の部族（著者註：自分の所属する国家や集団，人種などを象徴的にまとめた用語）の本能に反するものであっても，

実践しようと固く決意するところからはじまる」と述べ，正しく理解され賢明に運用される功利主義を**深遠な実用主義**と称しています［グリーン．2015，上 p200］[14]．グリーンは，道徳脳についてカメラの比喩から二重過程脳を唱えており，私たちの道徳判断あるいは道徳的思考は，オートモードとマニュアルモードを使い分けながら遂行されているとしています．オートモードは，情動的・直観的反応を司り，効率的だが柔軟性に欠けるモードであり，マニュアルモードは，明示的で実際的な推論を行う一般的能力（合理的判断や論理的思考など）を意味しており，非効率的だが柔軟性に富むモードとされます．さらに fMRI 研究の成果から，前述のトロッコ問題で歩道橋から人を突き落とすことに「ノー」というのは，腹内側前頭前野と扁桃体による情動反応が原因になっていること，倫理的ジレンマに功利主義的反応を示すとき（トロッコ問題では，5 人を助けるためにひとりを歩道橋から突き落とすことを許容する）には背外側前頭前野の活動が増加することを示しています．私たち医師としては，科学的根拠に基づいた道徳理論であることから共感のできる道徳哲学といえるかもしれません．グリーンは，功利主義者の立場から，功利主義への反論に対して実験心理学ならびに認知神経科学の知見を駆使してその反駁を試みています（グリーンは，自身を「自分は哲学者である」と語っているそうです［グリーン．2015．下 p489］[14]．興味のある読者は，巻末にあげたグリーンの書籍を読まれることをお勧めします（道徳哲学の書籍としては平易に書かれており読みやすい内容になっています）．

② 義務論

　義務論は，ある判断や行為が義務に基づいて行われたかどうかを善悪の判断基準とする立場です．義務論の基本的な考えは，行為の結果にかかわらず，私たちには従うべき義務が課せられているというものです．同時にこの義務には限界があり，これ以外の行為については私たちに選択権が与えられていると考えられています．功利主義のようにある行為がもたらした結果（帰結）によってその行為が道徳的に正であるかあるいは不正であるかの判断を考慮しない立場ともいえます．人を殺すことや嘘をつくことは，結果（帰結）に関係なくそれ自体が不正なことなのです（功利主義では，条件によって人を殺したり嘘をついたりすることが許容されることになります）．医療現場では，結果は別にして人命を救うことが医療従事者の絶対的義務であるという義務論的思考が広く浸透

JCOPY 498-14836

していると思います．ここでは義務論を理解するためのキーワードをいくつか挙げながら堂囲の論説［赤林．2007，p31-50.（堂囲俊彦．Ⅰ規範倫理学 第2章 義務論）]4)を援用して義務論について解説をしていきます．

a. 義務論的制約と義務論的特権

　義務論では，行為は許されない行為と許される行為に分類されます．許されない行為に関係するのが**義務論的制約**であり，許される行為に関係するのが**義務論的特権**と呼ばれる概念です．義務論的制約は，結果の善悪によらない正しいあるいは不正な行為を指しており，私たちの行為を制約するものです．たとえば，人を殺してはいけないあるいは公平な行為の義務，他の種（動物など）に対する義務などが挙げられています．この義務論的制約は，どのように正当化されるのでしょうか．たとえば，人を殺してはいけないという他者に対する義務はなぜ正当化されるのでしょうか．それは，人の直観によるのかあるいはより基礎的原理によるものなのでしょうか．私たちは，自らの行為指針に従ってある行為をなすのですが，カントはこの行為指針（カント的な表現では意思作用の主観的原理）を**格律**（maxim）（書籍によっては**格率**とも訳されています）と名づけています．ある格律が義務論的制約であるか否かを判断するためには，その格律が誰でも従うことができる普遍的なルールとして成立するか否かを検討することが求められるのです．カントは，この思考法を**定言命法**として定式化しています．カント的な表現では，定言命法とはひとつの行為を，他の目的への関係なしにそれだけで，客観的＝必然的として提示する命法，つまり「私は他の何かを欲しなくても，或る仕方で行為すべきである」を意味しています．例を挙げるならば，「たとえ嘘が私に不名誉を少しも招かなくても，私は嘘をつくべきではない」ということになります［土岐ら．2005，p275，p318]2)．この定言命法の対照として**仮言命法**が挙げられます．これは，ある可能な行為がみずからの意志する何か他のものに到達するための手段として用いられる命法であり，「私は或る他のことを欲するがゆえに，或ることをなすべきである」を意味しています．例として「私が体面を維持しようと欲するなら，私は嘘をつくべきではない」を挙げることができます［土岐ら．2005，p274-275，p318]2)．つまり，仮言命法によると，自身の体面を保つために嘘をつかないということであり，体面を保つという条件のもとで嘘をつかないことを意味しています．一方，定言命法では，これらの条件を想定せず無条件に嘘をつかないことになるのです．

b. 行為者相対性と行為者中立性

　義務論では，**行為者相対性**の立場をとっています．これは，行為の理由が行為者と不可分に結びついていることを意味しています．堂囿は，以下のケースを呈示して行為者相対性を解説しています．ある人が5人を殺そうとしています．しかし私が別のひとりを殺せばこの5人を助けることができます．義務論では，5人が他人によって殺されるよりも「私は殺人を犯してはならない」という義務論的制約が行為の重要な理由になります．つまり5人が殺されることになろうとも私自身は殺人を犯すべきではないとの結論に至るのです．この考えかたが行為者相対性なのです．一方，功利主義では，**行為者中立性**の価値に該当する社会の幸福の減少を阻止するのが重要な課題であり，5人が殺される社会よりもひとりが殺される社会のほうが望ましいことから，ひとりを殺して5人を助けるべきであるとの結論になるのです．功利主義にとって重要なことは何が最善の結果を生み出すかであり，誰がそれを実行するのか，どのようなしかたでそれを行うのかを問題としていないのです．ひとりであっても殺してしまった本人の心情は考慮されないのです．

c. 善の理論

　功利主義は，結果（帰結）としての善，すなわち幸福を最大化するような行為をせよとの考えかたですが，義務論では善をどのように考えているのでしょうか．カントは，価値を価格と尊厳とに分類し，尊厳は，理性をもつ存在者，すなわち人格に備わるものであり，絶対的な価値としています．人格は絶対的な価値をもつゆえに他の目的のための単なる手段とされてはならず，目的自体とみなされるものです．やや難解な表現ですがわかりやすく述べますと，人は，何らかの目的を果たすための単なる手段として他人によって道具のように用いられるべきではなく，目的そのものとして扱われるべきということです．逆に言うと，他人を自らの目的のための道具として扱ってはならないとも言えるのです．たとえば，医療現場で未確立の治療法の効果を知りたいために患者本人の承諾なくそれを使用することは，その患者の人格を単なる道具としてしか考えていないことになります．義務論の立場では不正なことに該当するのです．

　義務論的制約は，善を達成する行為をする前に従うべきものであり，2つの仕方で私たちの善の追求を統制（制約）しています．ひとつは，不適切な目的（たとえば他人を支配しようとする）を追及してはならないとして統制し，2つめと

JCOPY　498-14836

して追及することが許されるあるいは義務づけられている目的であっても，そこに至る手段(たとえば，友人との約束を守るために他人の自転車を盗む)を統制することになります．

d. 義務の正当化

　義務論の問題点として，与えられた義務(義務論的制約)はどのように正当化されるのかが挙げられます．ここでは義務の正当化についてもう少し詳しく考えていきます．たとえば，「人を殺してはいけない」という義務論的制約はどのような理由あるいは根拠に基づいて正当化されるのでしょうか．いくつかの考えかたが提唱されています．まず直観による正当化であり，義務論的制約と直観の親和性に基づいて義務論的制約を正当化する説です．デイヴィット・ロスは，カントの定言命法の代わりに**直観**によって義務論的制約を知ることができるとしています．ロスがいう直観とは，単なる感覚ではなく「思慮深く教養のある人々がもつ道徳的確信」であり，精神的に十分成熟した人々の確信を指しています．ロスは，誠実と無危害，正義，自己研鑽，善行，感謝，補償の7つの義務を**一応の義務**(一見自明な義務)としていかなる証明も必要でないほど自明なものとみなしています．しかし，これらの義務が対立する状況は医療現場ではしばしばみられるものです．たとえば，待機期間が長くやっと手術が受けられるようになった患者の手術を開始しようとしたときに新たに緊急手術を要する患者が搬送されてきた場合，前者の患者との診療契約を優先するか(誠実の義務)あるいは医師として後者の患者の救命を第一とするか(善行の義務)が対立することになります．具体的な状況で医師はどちらをなすべきかを問われるのですが，この現実的になすべき義務は**現実の義務**あるいは**実際の義務**と呼ばれています．ロスは，複数の一応の義務(一見自明な義務)が対立するとき，どちらがその状況における現実の義務であるかは自明ではなく，熟慮して決めるしかないと述べています．医療現場に敷衍すると，現実の義務であるかどうかを決定する原則はなく熟慮して決めるしかないことから，現実の義務を導き出す判断は蓋然的ともいえるのです．つまり，熟慮した結果としてそれぞれの医師が選択する現実の義務は異なることがあっても道徳的には問題にはならないということになります．そういう意味で私たちは常に道徳的リスクを背負っており，正しい行為をすることができるのは幸運によるところも大きい，とされています [児玉. 2010, p120][6]．スロートは，ケアの倫理と共感の立場から，

義務論的制約は，定言命法などの基礎的な道徳原理からではなく，成熟した共感に基づく思いやりの心情によって大部分は正当化される，と述べています［スロート．2021，p66-67］[56]．

e. 義務の衝突・対立

　義務論のもうひとつの問題点として複数の義務が対立あるいは衝突する場合が挙げられます．拘束力のある2つの義務が対立するとき，私たちはどちらの義務を選択すべきかを迫られることになるのです．この対立を解消させるためにいくつかの説が提唱されています．

1）完全義務と不完全義務

　カントは，いかなる状況でも必ず従わなければならない厳格な義務（**完全義務**）と完全義務ほど厳格ではなくそれに従えば功績となる義務（**不完全義務**）に分け，両者の強度から完全義務は不完全義務に常に優先するとの原則を唱えることで義務の対立は解消できると述べています（この考えでは，義務には強度によって差がみられることになってしまいます）．完全義務として「自殺をしてはならない」，「嘘をついてはならない」などを，不完全義務として「自分の才能の開花に努めよ」，「困っている人を助けよ」などが挙げられています．医療現場における善行の義務は不完全義務に属するとされています．

2）作為と不作為

　行為に限定したうえで作為（身体的動作の存在）と不作為（身体的動作の不在）に分類し衝突の解消を図る考えかたです．たとえば，薬剤などを用いて患者を積極的に死に至らしめる行為（積極的安楽死）と治療を差し控えて患者が死ぬに任せる行為（消極的安楽死）を考えると，積極的安楽死，つまり殺すという作為は不正であり，消極的安楽死，つまり見殺しにするという不作為は許容されることになります．しかし，この作為と不作為の区別によって行為の是非を論じることに対して反論もみられます．つまり，両者に道徳的に重要な違いを見出せないとの考えかたです．この考えかたによると，消極的安楽死が許容されるならば，積極的安楽死も許容されなければならないことになります．

3）意図と予見

　意図と予見の違いから義務の対立を解消しようとする考えがあります．医療現場では，患者にとって好ましい結果を及ぼすことを意図してある医療行為を実施するのですが，同時にその医療行為によって好ましくない結果が生じる可

JCOPY　498-14836

能性を予見することも多いといえます. たとえば, 肺炎治療のために(意図)抗菌薬投与を行うのですが, 同時に抗菌薬による薬疹や肝障害などの副作用の発現にも注意を向ける(予見)ことになります. 治療という好ましい結果を意図し, 好ましくない副作用を予見しているに過ぎない場合にはその行為は正当化されるといえます. この原則は, いずれも死が引き起こされる行為(作為)であっても, 患者の死を意図して薬物を投与する積極的安楽死は許容されず, 苦痛の緩和を意図し死を予見している間接的安楽死は許容される根拠になるものです. しかしながら, この意図と予見を確実に識別することができないのではないかとの批判も多々みられます. たとえば, 間接的安楽死の場合でも患者が死亡することを予見ではなく意図して苦痛の緩和を実施している可能性を否定できないのです.

3 徳倫理学

功利主義(帰結主義)と義務論は, 行為の正しさをめぐって対立する倫理理論ですが, 行為を中心として考察を組み立てている点で両者には共通する部分もあるのです. 一方, **徳倫理学**は, 行為の正しさだけではなく行為者に対する道徳的な評価も考察する倫理学を指しています. 徳倫理学の起源は, 古代ギリシアのアリストテレス倫理学(ニコマコス倫理学)に遡るものであり, 海外では1980年代からの多くの著作を通じて注目されてきた倫理理論です. しかし, わが国では, 徳倫理の日本語文献や解説書が少ないことから, 医療倫理の分野で十分な知見がないのが実情です.

柘植が徳倫理学をわかりやすく解説しているので以下で紹介をします[柘植. 2021, p49-64][51]. 徳とは, 人間がもつべき優れた性格を意味しています. たとえば, 勇気という徳は, 強すぎると無謀という悪徳になり, 弱すぎると臆病という悪徳になることから, その中間が大切であり, 適切であることが求められるのです. 状況にふさわしい形で適切に振る舞うとき, 勇気は徳になるのです. 徳倫理学が問題とするのは, 行為よりも行為者であり, より正確には行為者の性格なのです(功利主義と義務論は, 行為を中心に考察する点で共通しています). たとえば, ある人の行為が正しい行為であるとしても, その人が正しい人であるとは限りません. 正しい人であるためには, いつでも正しい行為をするような性格を身につけていなければならないのです. 正しい行為は, 正しい人

によるものでなければ評価をされないし，逆に言えば，正しい人が行う正しい行為が道徳的な評価に値することになるのです．徳倫理学の特徴として，さまざまな道徳的な特性を扱うことが挙げられています．道徳的な特性には，善い/悪い，正/不正以外に誠実な/不誠実な，優しい/冷たいなど数多くのものがあり，徳倫理学は，多様な特性を扱うことで，人間の道徳生活をより深く捉えることができるとされています．次いで，徳倫理学は，功利主義や義務論と異なって道徳的な問題を個別的に扱う特徴があります．倫理学あるいは道徳は一般的な原則を述べるのですが，現実はケースバイケースであり，個々の問題に即して解決をしなければならないことが多いのです．そこで状況にふさわしい形で対応を目指すのが徳倫理学なのです．一方，徳倫理学の問題点として，徳の対立という事態に十分対応できていない，つまり複数の徳が対立(衝突)するとき，どの徳を優先すべきかの基準をもっていないのです．また，徳という概念は相対的なものであり，一般的な理論を構築することが困難とされています．つまり，具体的な行動指針を示すことができないということです(これが功利主義や義務論からしばしば批判される点でもあります)．徳倫理学がいう正しい行為とは，徳のある人がなすような行為であり，徳のある人とは，徳のある行為をすることができる人を意味しています(これでは堂々めぐりの議論になってしまいます)．この考えかたに対する反論のひとつに，徳のある人，すなわち有徳者が行うことは疑いなく正しいことであるということをどうして決めることができるのかという疑問が挙げられます．人が道徳的に生きるとはどのようなことであるかの視点で，功利主義ならびに義務論，徳倫理学を考えるとその違いをよく理解できます．功利主義では，幸福が人間にとって最高の善と考えられるので，道徳的に生きるとは，幸福という最高の善を求めることを意味しています．義務論では，人間としてなすべきこと，すなわち義務を遵守することが第一であり，道徳的に生きるとは，義務を義務としてなすことであるとされるのです．徳倫理学では，道徳的に生きるとは，幸福になることや義務をなすことではなく，徳のある人になることであるといえるのです．

　ここからより専門的な議論に移行しますが，徳倫理学を理解するためのキーワードは，アレテー(卓越性あるいは徳)ならびにフロネーシス(思慮)，エウダイモニア(多くは幸福と訳される)の3つです．**徳**とは，一般的に人がもつべき優れた性格を指しています．徳倫理学は，「行為は，もし有徳な行為者が該当状

JCOPY 498-14836

況にあるならなすであろう，有徳な人らしい行為であるとき，またその場合に限り，正しい」という前提から出発しています［ハーストハウス．2014，p42]11).
ラッセルは，「徳倫理学は，従うべき規則を与えることによってよりも，規則に従うだけではうまくいかないことをうまく行うことができる，そうした人になるにはどうすればよいのかを教えることによって，行為の手引きを与えてくれるのである」と述べています［ラッセル．2015，p31.（ダニエル・C・ラッセル．第1章 徳倫理学・幸福・善き生)]13). 幸福を究極目的とするエウダイモニア主義の徳倫理学では，私たちは，生を善きものとする個人的特性として卓越性，つまり徳を身につけることが求められるのです．この場合の徳とは，公正，正直，気前のよさ，平静，友愛，機知，適切な程度の誇り，恥の感覚，勇気，節度を意味しますが，これらは性格に関わる徳とされています．そしてどのような場面でも徳とみなされるのが思慮（フロネーシス）であり，実践知性に関わる徳とされています［ラッセル．2015，p27-29.（ダニエル・C・ラッセル．第1章 徳倫理学・幸福・善き生)]13). 医療現場に即して述べると，思慮とは，徳倫理学が述べる原則を実際の患者に応用する際に必要とされる医学的知識や技術の包括的な働きを指しており，適切な思考や判断能力を意味するといえるのです．エウダイモニアは，人間の幸福あるいは人間の生の開花（flourishing）を意味しており，徳倫理学が求める善であると考えられています．このエウダイモニアを実現するために徳が必要とされるのです．前述の柘植も述べているように，功利主義は行為の結果を重視し，義務論は行為それ自体の性格を問題とするのですが，徳倫理学は行為者中心性を重視しています．つまり，行為を行う主体である行為者を中心に据えた理論なのです．その場合，中心となるのは，行為者の性格なのかあるいは行為者の内的状態（動機や感情，意図）なのかは意見の分かれるところだそうです［ラッセル．2015，p494-498.（クリスティーン・スワントン．第14章 徳倫理学の定義)]13). 徳倫理学の詳細を知りたい読者は，巻末の「ケンブリッジ・コンパニオン　徳倫理学」の第1章 徳倫理学・幸福・善き生，第14章 徳倫理学の定義，を参照してください．

　医療現場における徳倫理を考えると，医学的知識を所有しているだけではよい医師とはいえず，医師としての良心や誠実，共感，信頼などの徳を有している医師が有徳な医師，すぐれた医師とされるのです．アナスの理論（アナス，2019)32)を医療現場に援用すると，有徳な医師になるためには，医学あるいは医

療を学習する必要性と駆り立てる向上心が必要とされます．医師は，現在自身が行っている医療について正しく理解し，自分の力でその医療ができるようになる必要があり，診断や治療に際して難題に立ち向かうとき，自らの医療スキルを向上させるために常に学習し，改善をしながら，その難題に取り組むようにしなければならないのです．有徳な医師になるためには，まず初心者として手本になる人物（医師）が行う医療を自身がするときに，単にその医療行為を繰り返すのではなく，その医療行為をしたことでその人物がなにをしたことになるのかを理解し，その医療行為を自身の力で，場合によってはそれとはまったく異なる仕方で医療行為を実施できるように訓練を重ねていくことが求められるのです．言い換えると，医療行為を実施する際に常に思慮（フロネーシス）することを繰り返すことで良心や誠実，共感などの徳を徐々に身につけていくことが可能になるのです．有徳な医師は，個々の医療状況のなかでなにをなすべきかを躊躇することなく実行することができるのです．アリストテレス流にいえば，有徳な医師は，思慮深い人であり，思慮深さをもった人なのです．たとえば，航空機内でのドクターコールを経験したとき，有徳な医師は困難な状況（医療機器がない，スタッフもいないなど）にもかかわらず，ごく自然に手を上げて医療行為を申し出ることになるのです．

　ハーストハウスは，徳倫理学における正しい行為とは何かを論じながら功利主義，義務論との違いを以下のように解説しています［ハーストハウス，2021，p227-236][55]．

1）行為功利主義では，ある行為が正しいのは，最善の帰結（結果）を促進させるとき，かつそのときに限る（第一前提），とされます．しかし，何が最善の帰結なのかが不明ではいかに行動すべきかの指針とならないので，最善の帰結とは何かを明確にしなければならないのです．そこで第二前提として最善の帰結とは，それにおいて幸福が最大化されることである，と規定されるのです．

2）義務論では，ある行為が正しいのは，適正な道徳規則ないし道徳原理に合致しているとき，かつそのときに限る（第一前提），とされます．しかし，何を道徳規則（道徳原理）と見做すべきかがわからない限り，いかに行動すべきかの指針にはならないのです．そこで第二前提として適正な道徳規則（道徳原理）とは次のようなものである．すなわち―，と規定されるのです．すなわち―の後に，ⅰ）神によってわれわれに与えられたものである，ⅱ）普遍化可能なものであ

JCOPY 498-14836

る，などの文言が続き多様な仕方で完成されるのです．

3) 徳倫理学では，ある行為が正しいのは，有徳な行為者がその状況において有徳な行為者に特徴的な仕方で行為するとき，すなわち有徳な行為者らしく行為するとき，かつそのときに限る（第一前提），と規定されます．しかし，有徳な行為者とはどのような人なのかを明確化する必要があり，補助的前提として，有徳な行為者とは，徳高く行為する人のことである．すなわち，徳を有し，それを発揮する人のことである，と定義されます．さらに徳とは何かを明らかにするために，第二前提として徳とは，次のような性格特性である．すなわち―，と規定され，すなわち―の後に，正直や慈悲深い，思いやりがある，賢明であるなどが続くことになります．徳倫理学に対して，自分自身に徳が備わっていなければ有徳な行為者が何をなすかがわからず，行動指針になり得ないのでないかとの批判がみられます．ハーストハウスは，有徳な行為者でなくても，われわれは徳のリスト（正直である，慈悲深い，思いやりがある，など）を挙げることができると反論しています．そしてそのリストに見合って正直に行為する，慈悲深く行為する，思いやりをもって行為することができるのです．また，自分に徳がないあるいは足りないと認識しているときには，自分が尊敬するあるいは感心している人に聞く，助言を求めることを勧めています．

　嘘をつくという問題から，功利主義と義務論，徳倫理学の違いを考えてみましょう．功利主義では，自分を信頼している患者に対して，もし嘘をつくことが周囲の皆を幸せにし，良い結果をもたらす状況にあるならば，医師に嘘をつくことを勧めることになります．義務論では，結果のいかんにかかわらず，人は嘘をついてはならないという原則を守ることこそが重要であるとされます．嘘をつくなという規則が現在直面している状況に適用され，その場面で嘘をつくことは禁じられていると認識できるからこそ人はそこで嘘をついてはならないのです．つまり医師は，患者にいかなる場合でも嘘をついてはならないのです．徳倫理学では，道徳的に問われるべき最も大切なことは，人は自分のことを信じてくれている友人に対してさえ，ときに嘘をつかなければならないことがあるという事実であって嘘をついたという結果は重要ではないと考えるのです．問われるべきは，嘘を避け真実を告げた結果であって，嘘をついてよいかどうかではないともいえるのです．一方で，その場面で嘘をつくことは不正直なことであり，不正直は悪徳であることから，人は嘘をついてはいけないとの結論に至る場合があるかもしれません．徳倫理学は，嘘をつくなというような

JCOPY 498-14836

規則を状況に合わせて変えていく用意がある，ということのようです［ハースト
ハウス．2014，p130］[11].

　徳倫理学にもいくつかの問題点が指摘されています．ここでは，キャンベル
の指摘を紹介します［キャンベル．2016，p38-45］[22].
1）徳倫理学は，全ての人がもつ普通の能力について説明していると主張する
が，実際にはエリート主義的で空想的であるかもしれない．有徳な人になると
いうことは，確かに理想を求める言説かもしれません．
2）徳や悪徳の説明あるいは概念が文化によって異なり得るという問題がある．
たとえば，徳倫理学で重要な地位を占めるアリストテレスにとって有徳な人物
のモデルはアテネの自由民であり，女性や奴隷は対象外と考えられていました
（そもそもアリストテレスは奴隷制を容認しています）．
3）徳倫理学はあまりにも曖昧であり，倫理学が直面する倫理的ジレンマにつ
いて明確な解決策を提示することができない．これに対する反論として，徳倫
理学は，特定の状況で何をなすべきなのかを教えることを目的としていない．
正しい意思決定を下すのに大半の事例で信頼できる人物を育むこと，人道主義
的な考えが普及している社会を築き上げることを目的としているのです．
　この3）の問題については，徳倫理学に対する批判として功利主義や義務論を
唱える者からしばしば取り上げられています．この批判に対してはハーストハ
ウスを始めとする多くの徳倫理学者がその書籍で反論を試みています．その詳
細は，巻末のハーストハウスなどの書籍をあたってください．

4　決疑論（カズイストリ casuistry）

　決疑論は，課題を解決する鍵を倫理の4原則や倫理理論にではなく，個々の
具体的な事案に着目することで適切かつ現実的な解決策を導き出そうとする理
論です．今日，医療現場でしばしば行われているケーススタディと呼ばれるも
のに類似しています．ここでは堂囿の論説を援用しながら解説をしていきます
［赤林．2017，p80-83．（堂囿俊彦．第4章 その他の倫理理論）］[23]．たとえとして親が信
仰上の理由から子どもの生命維持のうえで必要な輸血を拒否する事例を挙げて
います．倫理の4原則からみますと，善行（与益）をなせという原則と患者（代諾
者である親）の自律尊重の原則が対立（衝突）する状況です．どちらの原則が優
先されるべきかが明確ではありませんし，個人によって尊重すべき原則が異な

JCOPY 498-14836

ることもあるので，医療現場では具体的な行動指針を導くことが困難になって
きます．決疑論では，事案の病状や予後，患者を含む関係者の意向，そうした
見解に至った背景などを中心に直面する事案を詳細に記述することから始めて
いきます．ジョンセンらは，医学的適応と患者の意向，QOL，周囲の状況の4
項目に基づいて事案の記述や分析をすることを推奨しています．決疑論者は，
検討中の事案がさまざまな模範的事案のどれに最も似ているのかを判断する**類
比的思考**によって具体的にどのように行動すべきなのかを導き出そうとしま
す．そのために子どもに対する親の決定権が問われたさまざまな模範的事案を
抽出し検討していきます．決疑論者は，子どもに輸血を認めない先の事案と，
たとえば子どもを神学校に行かせる権利を両親に認めた事案や子どもを学校に
行かせないという親の権利が認められなかった事案などとを比較することに
よって，輸血を拒否する親の決定を認めないという結論に至ります．なぜなら
ばこの輸血拒否の事案は，子どもを学校に行かせない事案と最も類似している
と考えられるからです．決疑論は，模範的事案に道徳的確実性を求めるのです
がこの確実性は絶対性をもち得ません．倫理的判断がもつ確実性とは，蓋然的
であり絶対的な確実性を求めること自体が誤りとされるのです．

●参考文献
　[1] 山口裕之. 人をつなぐ対話の技術. 日本実業出版社，2016. p190-191.
　[2] Lucas P, Sheeran A. Asperger's syndrome and the eccentricity and genius of Jeremy
　　　Bentham. Journal of Bentham Studies. 2006: 8; 1-37.

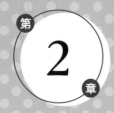

倫理学，医療倫理から考える医師・患者関係

　私たち医師は医療に関する専門家ですが，患者の多くは十分な医学的知識をもって医療機関を受診してくるわけではなく，医療に関しては非専門家といえるわけです．そこには医学的知識に関して両者の間に雲泥の差があるといえるのです．近年は，患者の自律尊重（自己決定）の視点から従来のパターナリズム（温情的父権主義）に対する批判が生じ，患者自身が治療法を含めて医療に対する自己責任をもつべきであるとする考えが主流になってきています．患者の自律尊重あるいは自己決定を中心にして医療を考えるのが原則であることはいうまでもありませんが，それだけで医療現場の問題を解決できるとはとても思えません．本章では，倫理学，医療倫理を批判的に捉えながら医師・患者関係について実際の医療現場に即して考えていきます．

A　法律からみた医師・患者関係

　倫理学，医療倫理からみた医師・患者関係を考える前に，法律はこの関係をどのように捉えているのでしょうか．国などが制定するハード・ローでは医療従事者と患者・家族の関係について直接規律する規定はほとんど存在していないとされます［内田．2021, p24］[47]．医師と患者との関係は，**診療契約**（医療契約）という形で民法の契約法の定めに委ねられています．診療契約とは，医療側（医師・医療機関）が疾病の診断・治療その他の医療の提供義務を負う一方で，患者側が報酬支払義務などを負うことを主たる内容とする有償・双務・諾成契約を指しています．医療行為は，通院から診断，治療，入院を含め多数の医行為をすべて包括する抽象的な単一契約であり継続的契約とも解されています．診

※　双務契約: 双方に権利義務関係が生じる契約．
※　諾成契約: 当事者の申し込みとこれに対する承諾のみによって成立する契約．たとえば物を買うとき，消費者（当事者）がこれを欲しい，買いたいと申し込み，店側が売りますと承諾することで成立する売買などが該当します．

療契約は，成立時にはその内容が未確定であり診療を通じて内容が順次決定されていく性質を有しています［米村．2016．p93-94］[17]．わかりやすく述べると，初診の段階ではいかなる疾病をもっているのかがわからず，病歴聴取や問診，診察などを通じてその後の検査などを確定していくという意味で未確定であり，検査を進めていくうちに次の検査や治療が決まるように医療行為が順次決まっていくということになるのです．人間ドックや健康診断などのように治療を目的としない行為も契約に基づくと考えられています．診療契約はいつ成立するのかというと，患者が病院を受診し診療申し込みを行い医療側がこれを承諾したときです．しかし医療側には**応招義務**が存在することから実質的には患者が診療を申し出たときに診療契約は成立すると考えてよいのです．

　前述の診療契約は，通説では**準委任契約**として性質決定されています．しかし，民法の条文には医療あるいは診療に関する医師・医療機関と患者間の法的関係を含めた契約についての規定は存在していません．準委任は，**民法 656 条**に「この節の規定は，法律行為でない事務の委託について準用する」とされています．医療行為は，事実行為に該当することからこの準委任契約と解されるのです．診療契約上で医師あるいは医療機関は，**結果債務**（疾患の治癒を約束する義務）ではなく**手段債務**（患者の治癒や改善に向けた適切な手段を講じるべき義務）を負うとされます．患者が不幸にして死亡したからといって直ちに医療側に契約不履行があるということにはなりません．適切な治療を怠り患者に損害を与えた場合にその契約責任を問われることになるのです．

　診療契約の一方の当事者は患者であり，もう一方の当事者は個人開業ならばその医師（医療法人化していればその医療法人），病院などの組織ではそれらの開設者になります．医療機関等に勤務する医師は，その施設の開設者等の**履行補助者**とされ契約の当事者にはなりません．なぜかというと，診療報酬の権利義務は患者と医療機関との間で成立すること，担当医となる勤務医は転勤などでしばしば変更することがあるなどからです．患者側を考えると，患者本人に意思決定能力や行為能力（診療費を支払うなどの能力）がある場合には診療契約の当事者となることに問題はありません．しかし，意識障害のある者や精神障害者，認知症に罹患している者，乳幼児などでは意思決定能力や行為能力を欠く場合が多く，診療契約の当事者を誰にするかについて定立した法的規範はないのです．一般的には同伴してきた家族や親族，友人などの第 3 者などが診療

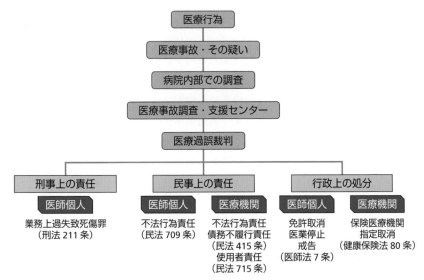

図1 医師・医療機関が医療過誤において責任を問われることになる流れ

の申し込みをすることになるのですが当事者に該当するか否かは難しい問題のようです。意識障害が存在するあるいは意思表示能力が低下をしている患者が搬送される救急医療における診療契約については、小西の書籍［小西. 2021, p33-69]54)に詳述されているので興味のある読者は参照してみてください。

　診療契約の視点から考えると、ある医療行為によって患者側に不都合な損害が生じたときには、その医療行為を実施した医師あるいは医療機関に法的責任が発生することになります。民事では**不法行為責任**あるいは**債務不履行責任**、**使用者責任**、刑事では**業務上過失致死傷罪**などが適用されることになります **図1**。

B パターナリズムとリバタリアニズム

　医療現場では、患者や家族に治療法の選択を決定してもらう場面にしばしば遭遇します。ある治療を開始するか否か、複数存在する治療法のどれを選択するのか、治療の中止をどうするかなどについて患者や家族に決断をしてもらうことが少なくありません。以前は、患者にとっての最適な判断や意思決定を医師が代わってやってあげようとする考えかた、つまり**パターナリズム**(温情的

父権主義)が医療現場では主流でした．患者側からみますと，自分たちには医学的知識が乏しいことから，専門的な判断や意思決定を自らできないので，よりよい判断や意思決定を行うことができると考えられる医師に判断や意思決定をお任せしますというスタンスといえます．倫理の4原則に照らすと，自律尊重よりも善行(与益)が優先されていたといえるのです．一方，近年は，患者の自律尊重や自己決定を基に自らの治療を含めた医療全般にわたる選択を患者自身が決定する方向にシフトしてきていることは明らかです．判断や意思決定を本人に任せるという考えかた，つまり**リバタリアニズム**(自由至上主義)が重視されてきているのです．

　パターナリズムに対する批判として，額賀は以下の3つを問題点として指摘しています［赤林. 2017, p142-143(額賀淑郎. 第7章 医療従事者・患者関係)]23)．① 患者における最善の利益という意味が狭くとられてしまう．患者にとっての最善の利益は医学的事実だけではなく患者の主観的な価値観も考慮すべきであり，パターナリズムでは医学的事実のみで治療方針などが左右される可能性がある．② 事実判断と価値判断を混ぜてしまう可能性がある．特定の治療法を選択する際，医師の主観や直観が強く反映されている可能性を否定できない．③ 患者のもつ多様な価値観や意味づけを考慮に入れていない．医療行為に対して患者の見方に基づく意味づけが重要であり，患者が治療選択に参加することで治療に対する理解や主体性が高まり患者の満足度に繋がると考えられる．

　パターナリズムとリバタリアニズムとは背反する考えかたであり，リバタリアニズムでは患者本人の自由意思を尊重することはできますが，パターナリズムではその保証が確実ではありません．つまりパターナリズムでは患者本人の意思が尊重される場合もあれば，医師の考えに誘導される可能性もあるということです．患者にとってよい判断あるいは意思決定になるかどうかは，リバタリアニズムでは患者次第ですが，パターナリズムでは医師次第になるともいえるのです．スロートは，ケアの倫理と共感の視点から，パターナリズムが正当化されるか否かは，相手に対する思いやり(共感)や相手側の承認が重要なしかたで関与していると述べています．さらに相手に対する共感的な態度が欠如する点を指摘することでパターナリズムに反対を唱えています［スロート. 2021, p86-93]56)．相手の幸福への配慮があってもそこに相手への尊重が伴わない場合には共感は成立しないことが多いのです．スロートの考えを援用すると，相手に対する尊重を伴う共感が存在し，相手が承認する際にはパターナリズムが正

当化される場合もあるということです．たとえば，体調が悪いにもかかわらず医療機関を受診したくないと訴える夫のことを心配し，なんとか受診させようとする妻は，夫のことを尊重していないということにはならないでしょう．夫との望ましい関係性や夫との繋がりの価値に基づいて，妻が病院に無理やり連れていくという介入は正当化できると考えられます．医療現場でも患者に対する共感や尊重を慮ったうえで患者の承認がある介入，つまりパターナリズムは正当化されると解することもできるのです．一方，リバタリアニズムもパターナリズムによる干渉が正当化される状況が存在することを認めています．たとえば，どうしても行きたくないと訴える未成年の子どもの意思に反して医療機関に連れて行く場合です．徳倫理学からパターナリズムを考えると，それが不適切な医師・患者関係になるかというと必ずしもそのように解することはできないのです．たとえば，有徳な医師が誠実や思いやり，共感，謙虚などの性格特性をもって患者のために真摯に考えた治療法を呈示し実施することは，患者にとって最善の利益をもたらすことになるので，必ずしもパターナリズムが倫理的な不適切ということはできないともいえるのです．

Ⓒ リバタリアンパターナリズム

リバタリアンパターナリズムは，行動経済学の分野で提唱され，その後に政治学や法学などの社会科学に広く影響し，現在，医療やケアの領域でもその概念が浸透してきています．オリジナルは，「個人の行動や選択の自由を尊重しつつ，結果的によりよい結果がもたらされるように環境や条件を政府などが準備，誘導する」思想といえます．リバタリアンパターナリズムの詳細を知りたい読者は，この概念の提唱者であるリチャード・セイラーとキャス・サンスティーンの著書の邦訳［実践行動経済学．日経BP社，2009］を参照してください．ここでは，医療現場に適用されるリバタリアンパターナリズムに絞って解説をしていきます．

私たちは，自身の健康を守るために日々の生活を律し自己管理ができる人もいれば，環境や性格，経済的な理由などから自己管理を十分できない人もいます．たとえば収入がないために毎日カップ麺を食べざるを得ない人もいるでしょう．仕事上のストレス解消のために過剰な飲酒行動が常習化している人がいるかもしれません．しかしながら政府や行政は，個人がどんな生活をしてい

JCOPY 498-14836

ても原則として介入してくることはありませんし介入もできないのです．もし，自己管理をできない人が増えてしまい，たとえば生活習慣病に罹患する人が国民の大多数を占めるようになると，医療費が莫大になり国家の経済は破綻してしまうかもしれません．そこから自由であればあるほどよいとはいえない，つまりリバタリアニズムが最良とはいえなくなるのです．これがリバタリアンパターナリズムの背景になっているのです．前記のセイラーらの思想を医療現場に置き換えてみると，「患者の自己決定を尊重しつつ，結果的によりよい治療結果がもたらされるように治療を含む医療行為を医師が準備し誘導する」ことになるかと思います．つまり，リバタリアニズムの基本概念である自律尊重，自己決定が最優先されることを前提としながら，医師がその患者にとって最善と考えられる医療行為を準備したうえで患者やその家族と十分な話し合いを実施し，その医療行為を選択してもらえるように誘導する方法，つまりソフトなパターナリズムあるいはパターナリズムとリバタリアニズムを折半した思想といえるのです．ここで重要なキーワードは，「誘導」です．パターナリズムでは，患者にとっての最終判断や意思決定を医師が代行してあげることになるのですが，リバタリアンパターナリズムでは，代行ではなく誘導することで患者にとって不適切な選択をしないように方向づけをすることが中核的な考えかたになっています．

　リバタリアンパターナリズムに関連する概念として**ナッジ**があります．私たちは，適切な判断や意思決定をする際，さまざまなバイアスによって非合理的な判断や意思決定をすることがしばしばあるといわれています．そこでこのバイアスを上手に活用して合理的な判断に導く方法としてナッジという概念が提唱されてきたのです．ナッジについて本田の論説［本田．2021．p121-134]46)を援用しながら解説をします．ナッジ(nudge は，英単語で「肘を軽く突く」)は，2008 年に Thaler と Sustein[1] によって提唱され，「判断や意思決定を行う者の自由意思を奪わずに情報の提示法や選択構造を変化させることで判断や意思決定をよい方向に導く方法」とされています．リバタリアニズムとパターナリズム双方のよい面を活用するために両者の中間的な考えかたを援用するリバタリアンパターナリズムはひとつの思想ですが，ナッジは人々の行為や選択の結果をよりよい方向に導くための方法を設計することであるということができます．つまりナッジとは，意思決定をする者が自由に判断や意思決定をでき，か

つ強制的ではない方法でそれらを誘導する，ことを意味しているのです．その実例のひとつとして，本田は，臓器提供に関する意思決定を呈示しています．フランスやオーストリアなどでは臓器移植の同意率が100%近いのですがドイツやイギリスなどでは20%前後にすぎません．この違いは，臓器提供のドナーカードの初期値の違いで説明されます．初期値がフランスやオーストリアでは「臓器提供に同意する」，ドイツやイギリスでは「臓器移植に同意しない」になっており，人は初期値を変更したがらないことから上記の違いが出ていると推測されています．臓器移植が増えることが社会にとって望ましいとの視点に立つと，初期値を「提供する」に設定する，つまり肘を突いて誘導することで臓器提供が増えることになるのです．ここで注意すべきことは，臓器提供の意思決定はあくまでも本人の自由に任されていることです．初期値にかかわらず本人自身が「提供する」，「提供しない」を自由に選択できるのです．

Ⓓ 医師・患者関係のモデル

　医師と患者との関係をどう捉えていくかは医療現場で重要な問題ですが，現在，この医師・患者関係を示すいくつかのモデルが提唱されています．Emanuelら[2]は，パターナリズム以外に3つのモデルを提唱しています．ひとつめは，informative model（情報提供モデル，科学的モデルあるいは消費者モデルとも呼ばれる）で医師は患者の疾患に関するあらゆる情報を提供し，患者はそれを基に自身の治療法を選択するものであり，医師はその選択に口を挟まないのが原則とされるのです．このモデルでは医師の価値判断は含まれないことになります．2つめは，interpretive model（解釈モデル，説明モデル）です．このモデルではinformative modelと同様に疾患全般についての情報や治療法のリスクと効果などすべての医療情報を提供しますが，それとともに医師は，患者の価値観を明らかにすることを手助けし，何が最も適切な医療介入であるかを決定するための助言を行う役割を担っています．このモデルで重要なことは医師が治療選択などに際して患者に強制をしてはならないということです．3つめは，deliberative model（討議モデル）です．これは，患者ならびに医師が医療行為に関してお互いの価値判断を呈示し，議論を重ねながら結論を出していく方法です．このモデルでは，医師は教師あるいは友人としての役割を果たしながら，よりよい医療を達成するためには患者を説得することも場合によっては

JCOPY 498-14836

許されることになります.

　彼らは，4つのモデルのなかでdeliberative model（討議モデル）を推奨しています．このモデルは，患者の価値判断に対して医師としての価値判断を呈示しながら両者で議論を進めていくタイプになるのですが，医療現場，とくにわが国における患者側の受け身的な姿勢が強い場合に，患者が自律的に選択をすることは可能でしょうか．医師の説得あるいは指導によって患者が自ら選択した治療法を捨てて医師の価値観を反映した治療法に選択を変えてしまう可能性を否定できません．そうしますと，パターナリズムとどこが異なっているといえるのでしょうか.

　倫理学あるいは医療倫理の書籍を読みますと，多くの場合，その記述は欧米の倫理学の受け売りに過ぎないように感じます．欧米人と日本人の文化や心理社会的な相違を考慮することなく，両者が一律の価値観をもつことを前提として論議が進められているように著者には感じられるのです．倫理といえどもその担い手は人であり，その担い手が欧米人と日本人とでは異なることを考慮に入れなければ，真の意味でのわが国に適した医療倫理を構築することはできないのではないでしょうか．たとえば，マークスと北山は，自己観の視点から，北米の中流階級では相互独立的自己観，日本は相互協調的自己観が主にみられるとして両者の違いを説明しています．**相互独立的自己観**では，自己とは，他者や周囲から区別された独立する主体的自己であり，自己の内部にある特性や意図・態度は，他者や周囲からあまり影響を受けないものとして捉えられます．一方，**相互強調的自己観**では，人は他者や周囲の状況などと結びついた社会関係の一部であり，自己を動かす力は内部のみでなく周囲にも存在すると考えられます．自己の特性や意図・態度は，他者や周囲の状況からの影響を受けてでき上がっていくものと捉えられるのです[北村ら. 2016, p252-254（内田由紀子. 14 文化）][21]．この自己観の相違は，医療に対する患者やその家族の考えかたや態度が異なるばかりでなく，医療従事者の患者に対する考えかたや対応にも相違がみられることを予想させます．たとえば，パターナリズムを例にとっても欧米の医療倫理が述べるその欠点や不利益が果たしてわが国の医療に無条件に当てはまるのかについて再検討の余地があるといえます．また，ハイトは，道徳を理解するためには自立と共同体，神性の倫理の3つの見方が存在するとして，地域や社会によって道徳が異なりうることを指摘しています．欧米の(W)，啓蒙化され(E)，産業化され(I)，裕福な(R)，民主主義的な(D)な文化，つまり

WEIRD 文化は，自立の倫理(個人に対する危害，抑圧，欺瞞への道徳的関心)にほぼ限定され，その道徳領域は非常に狭い．一方でそれ以外のほとんどの社会では，道徳領域はもっと広く，共同体や神性の倫理を包含する，としています［ハイト．2014，p162-186］[12]．わが国では，自立よりも共同体を基盤とした道徳心理学が発達してきていることから，日本人のもつ社会心理学的な特性を背景にした倫理学，医療倫理を構築することが求められるのです．

E 受け入れ難い医療行為を求める患者への対応

　医学的事実ならびにそれに基づく医学的判断(事実あるいは事実判断)と患者や家族らが医療に対して希望していること(価値判断)は必ずしも一致するわけではありません．医療現場では，患者あるいは家族の求める医療行為を医師を含めた医療側として受け入れ難いこともしばしばあります．受け入れ難い医療行為として，① 医療行為としていまだ確立していない治療法の実施を求められる，② 医学的にすでに無益と判断される医療行為を求められる，③ 医療行為として確立しているが患者の状況によって利益よりも不利益が大きいと判断される治療を求められる，④ 公正な医療資源の配分に反する医療行為を求められる，⑤ 患者にとって益になるとは思えない代替医療の相談を受けるあるいはその実施を求められる，などが想定されます．

　医療水準に達していない治療法について医師がそれを実施する義務はなく，さらにその治療法の存在を患者らに知らせたり，その治療法を実施している医療機関に転送したり紹介をする義務は生じないのが原則とされています．しかしながら，その治療法が相当数の医療機関で施行されている，あるいは有効であるとの評価が固まりつつあることを医師が認識している場合には，例外的に患者らにその治療法を知らせる義務が発生することも考えられます．

　医学的無益性が明確なときにはその医療行為を実施する義務は医師には発生しません．たとえば，かぜ症状の患者が早く治りたいからといって点滴を求めてきた場合や，すでに30分以上心肺蘇生を実施しているにもかかわらず蘇生しない状況で家族がさらに心肺蘇生を希望する場合などでは，求められている医療行為を医師が実施する義務はないといえます．

　確立した医療行為ですが患者の医学的状況から利益よりも不利益のほうが大きいと判断される場合や期待される効果が乏しいと考えられても不利益がそれ

JCOPY 498-14836

ほど大きくなく医療経済的にも許される範囲の医療行為ならば，ケースバイケースで実施する選択肢も考えられます．不利益のほうがはるかに大きい場合や医療経済的に多大なコストがかかる際には，患者や家族が当該医療行為を強く希望していても実施すべきではないといえます．

　私たち医師は，定立した公的医療保険制度のもとで医療を行っており，公平に医療資源を配分するよう求められています．これは倫理の4原則の正義の原則に基づくものです．たとえば，すでに治療が終了している患者が退院の勧めを拒否し病室を占拠しているために他の患者が入院できない場合には，他の患者の治療を優先すべきであると考えるべきです．

　患者にとって益にならない，あるいは有害な代替医療の実施を求められても医師にはそれを行う義務はありません．そのような代替医療を行っている医療機関に紹介をする義務も発生しません．高齢者からマスコミなどで宣伝されているサプリメントの使用の是非を相談されることが多いと思います．患者の健康に対する姿勢の問題であり医師が関わる問題ではないことから，相談に対して回答をする義務は医師には発生しないとされています．

F　治療を拒否する患者への対応

　判断能力が十分ある患者が医師の勧める治療を拒否する場合があります．患者の権利に関する世界医師会の**リスボン宣言**でも「精神的に判断能力のある成人患者は，いかなる診断上の手続きないし治療に対しても，同意を与えるかまたは差し控える権利を有する」(日本医師会訳)としています．緊急を要しない病態の場合には，患者に熟慮の時間を与えるなどの対策を講じることで倫理上の問題が生じることは少ないのですが，救命を要する病態あるいは重篤な疾患のために緊急の治療が必要なときには，倫理上の困難さに直面することになります．医学的に十分な根拠が確立している治療法を拒否する，あるいは患者が拒否する理由が非合理的である場合にその対応に医師は苦慮することになるのです．倫理の4原則からいえることは，患者の利益や幸福に資するよう行動することを促すこと，つまり善行(与益)の原則が患者の自律尊重(自己決定)に優先する場合があるのでしょうか．

① 提供された医学的情報について十分な理解力と判断力をもつ患者が呈示さ

れた治療を拒否する場合には，患者の決定は最大限尊重されなければならないとされています．つまり，善行（与益）よりも自律尊重が優先されるのです．たとえ救命や生命維持のために不可欠の治療であっても患者の同意がなければ実施をすることはできません．

② 意識障害などのために判断能力が低下をしている状況で患者の意思表示（治療拒否）があった場合，家族らが治療の開始を求めるならば適切な処置を講じるべきであり，その後に患者の判断能力が回復したときに再度治療に関して話し合いの場をもつようにします．善行（与益）の原則に従います．患者の治療拒否と同様に家族も治療を希望しない場合の対応としては，治療を開始しない，あるいは治療を開始し患者の意識障害の回復を待って再度患者の意思確認を行う選択肢が想定されます．

③ 宗教的理由や人生に対する考えかたから治療を拒否する選択は，第３者に害を及ぼさない限り，患者の意思が尊重され許容されるべきであるとの自律尊重の原則から，その患者の意思や意向を尊重し治療を実施することはできません．

④ 必要な情報が適切に提供されていないことから患者が治療を拒否している可能性も想定されます．その場合には，**具体的患者基準**に則って具体的に個々の患者が重視している，あるいは必要と考えている情報をわかりやすく説明をしたうえで治療への参加を促します．

⑤ 患者が治療を拒否する理由を述べないなどのように不可解な拒否を示す患者がみられるかもしれません．この場合，患者が本当に当該医療行為を拒否しているのかどうかを見極めることが求められますが，実際にはその真偽を確認することは困難でしょう．生命に関わる病態の治療を患者が拒否する場合には，患者の自律尊重と医師の善行（与益）が真に対立（衝突）することになり，医師は倫理上のジレンマに遭遇することになります．治療をしないことによって患者が死亡する蓋然性が高いときの対応は特に困ります．患者が死亡すれば遺族から訴えられる可能性もあるわけです．裁判例を呈示します．皮膚病を背景に緑膿菌感染を生じているにもかかわらず患者がその治療を拒否した結果，最終的に死亡した事案では，患者の治療拒否は真摯なものではなく，医師としてなんとか対応をすべきであったと断じています（福岡高裁 平成14年5月9日）．佐藤らは，治療拒否をする患者に遭遇した際，(1)まず治療拒否によって生命の危険や重大な障害が生じる危険性があるか否かを判断する，仮にあるならばその蓋然性はどれくらいかを医学的知見に照らして判断する，(2)その判断と根

拠を患者ならびに家族に十分説明する，(3)どのように説明したかを記録に残しておく，(4)患者の治療拒否が真摯なものか否かを確認する，ことを教示しています［畔柳ら．2008, p244-246(佐藤智晶，樋口範雄．患者の治療拒否と医師の注意義務)]5).　ジョンセンらは，「拒否が不可解であり，かつ治療の必要性が緊急で重大なら，できれば患者の意思に反してでも治療を行わなければならない」，「われわれは不本意ながらも個人の自律性を犠牲にして，パターナリスティックな介入を行うことを支持する」，「医療の現場では，ジレンマについて単に考えるだけというわけにはいかず，それを解決しなければならない．患者が示した意向に反して治療することを支持して，このジレンマを解決する」ことを提案しています［Jonsen. 2006, p92-93]3).

⑥ 必要な医療情報を提供し，さらに医師が治療への参加を十分説明しているにもかかわらず，依然として患者が治療を拒否する場合には，患者の意思を尊重しその医療機関での診療を断る選択肢も考えられます．

⑦ 患者が治療に関する情報の呈示を拒否する場合，患者の意思決定は尊重されなければなりませんが，患者が治療などについて聞きたくないなどと述べていた事実を診療録(カルテ)に記載をしておくことが後のトラブル発生時への対策として重要になるのです．

Ⓖ　理解力のない患者や家族への対応

　医療現場では，医師が懇切丁寧に時間をかけ説明をしてもその内容を理解できない患者や家族に遭遇することが少なくありません．倫理学，医療倫理の成書では，インフォームド コンセントを含めて医療行為について医師が患者や家族に十分な説明を行い理解を得るようにと異口同音に記載されていますが，本当にそれが実現可能と考えているのでしょうか．著者は認知症診療に従事していますが，認知症疾患の多くで根治的治療法が確立していないなかで非薬物療法あるいはケアの重要性が強調されています．しかし，このケアについて理解をできない家族が数多く存在することもまた事実なのです．たとえば，アルツハイマー型認知症に罹患した60歳代後半の妻を介護する夫は，受診のたびに「これこれができないのです，どうしてできないんですかね，手間ばかりかかりどうしようもない」と訴え，診察室で隣に座っている患者を罵ります．最後には「あとは死ぬしかないんだよね」と言い放つのです．何年もアルツハイマー

型認知症という病気やその介護について著者や看護師が時間をかけて説明をするのですが夫は全く理解しようとしないのです．この夫には介護指導をしても無駄だなと思うのですが夫婦2人暮らしであり，夫が病気を理解したうえで介護を進めないことには他の手立てがないのです．無理解な夫の元から患者を介護施設に入所させる算段を図るのですがそれも進まない状況でした．認知症が進行したこの患者には意思決定能力が欠けており，本人の意思を推定することもできないなかで，医療行為を代諾する夫に理解する能力がない，あるいは理解しようとしないとき，患者に対する適切な医療行為やケアをどう確保していけばよいのでしょうか．この事案では，自己決定をする能力が患者には欠けており，倫理の4原則の自律尊重を拠りどころに診療を進めることができないのです．リバタリアニズムあるいはリバタリアンパターナリズムの立場から患者に利益のある医療を実施することは不可能といえるのです．最終的には善行（与益）の立場から医療従事者がパターナリスティックな介入をせざるを得ないのです．前述の夫のように理解力がない，あるいは理解をしようとしない家族に対する道徳的見解として，ここではマクダウェルの考察［大庭　健　編・監訳．徳と理性．マクダウェル倫理学論文集．勁草書房，2016］について荻原の解説を援用しながら紹介をしていきます（マクダウェルの言説は難解な部分が多く，荻原がわかりやすい解説，要約をしています）．正しい道徳判断をするためには，単に言葉を理解でき，論理的思考ができるだけではなく，小さい頃からのしつけに始まる道徳教育を通じてその人間がこれこれのことは道徳的に正しいのだということを学んでいなければならないのです．言葉を理解でき，論理的に思考できるけれども，道徳教育を受けていない，あるいはひどい道徳教育を受けてきた人物，たとえば「むしゃくしゃするというだけの理由で，弱い者をいたぶってはいけない」ということがわからない人物に，それはいけないことであるということを合理的議論だけでわかってもらうのは無理であろう．議論に必要な前提を共有できていないのだから［荻原．2019，p58］[33]．正式な道徳教育ではないにしても何らかの道徳経験を通じて徳の習得に努めてこなかった人物に，患者に対して慈愛や誠実などの徳を示すように医師が助言することは無理ともいえるようです．マクダウェルの立場を理解できると，医療現場で家族が患者の病像を理解できない，あるいは理解しようとしないことに対して，私たち医師が必要以上に気に病むあるいは悩むことはないのかもしれません．

　医療現場では，倫理の4原則が対立（衝突）する状況にしばしば遭遇し，医師

JCOPY 498-14836

として倫理的ジレンマに陥ることが少なくありません．倫理学では，ジレンマを机上で論じるだけで済むかもしれませんが，私たち医師は，そのジレンマについて具体的な解決策を講じなければならないのです．倫理学，医療倫理の書籍は，稀な事案(たとえば，宗教的信念による輸血拒否の是非)や机上の空論(たとえば，5人を殺すこととひとりを殺すことに道徳的に重要な違いがあるのか)を取り上げて論じることがほとんどですが，実際の医療現場では，上記のようにごくありふれた事案で医療従事者が思い悩むことが多いのです．自律尊重やリバタリアニズムを錦の御旗とした対応では解決できない事案が実際の医療現場では数多く存在していることを認識したうえで医療倫理の書籍は作成されるべきではないのでしょうか．

Ⓗ 既存の倫理学，医療倫理は実際の医療現場で役に立つのか

　前項の続きになりますが倫理学，医療倫理の書籍が述べる論理は，実際の医療現場で通じるものなのでしょうか．ここでは別の事案を呈示しながら考えていきます．患者は70歳代後半のアルツハイマー型認知症に罹患している女性です．80歳代の夫と2人暮らしであり，息子2人は結婚して遠方に在住しています．認知症は進んでおり，診察室では子ども2人がまだ中学生でありその世話が大変であるなどと患者は30年以上前の話ばかりしています．先日，勝手口から無断外出し，30 km以上離れた街で警察に保護されました．患者は自身に関する判断能力を喪失しています．夫は，夫婦2人の生活が破綻に近い状態になっていることを理解しようとせず，医師や看護師の助言を全く受け入れず自分本位の介護に終始しています．長男は，父親(患者の夫)に対して意見を言うことができず，医師から父親と今後の介護について話し合いをするよう指示され患者宅を訪れたのですが，父親から家に入れてもらえず雨の中3時間ほど玄関先に佇んだ状態で体調を壊したりするのですが結局なにもできない状態です．次男は長男に遠慮して口を挟みません．要するに夫ならびに息子2人は介護に関して全く役に立たないのです．患者は，自身の今後の治療や介護について自己決定をすることができません．夫に今後の方針を尋ねると，自分(夫)がなんとかするから大丈夫と答えるのですが，実際にはなにもできませんし医療従事者の助言も受け入れません．医療倫理が否定的に捉えているパターナリスティックな介入を試みるしか患者の生活を維持する方法はないように感じま

す．夫は当初嫌がっていましたがデイサービスや訪問ヘルパーの利用を説得し，やや強引ながらこれらを開始しました．1年後，夫も公的サービス利用に慣れてきたのか特に不満などはみられていません．

　倫理学，医療倫理の論理は，患者本人が自己決定をする能力をもっている場合や本人に自己決定能力が欠けていても代行者である配偶者や子らにその能力がある場合などを中心としたものです．しかし実際にはそのような理想的な状況ばかりではなく，むしろそれら以外の患者や家族に遭遇する機会の方が医療現場でははるかに多いのではないでしょうか．高齢者医療に限定し介入が困難と判断される事案を俯瞰すると，高齢で判断能力の低下している独居患者でかつ医療やケアの介入を拒否している事案，高齢で夫婦2人暮らしであり両者ともに認知機能の低下（認知症）が疑われる事案，夫婦2人暮らしであり一方が認知症に罹患し他方に理解力がないあるいは理解しようとしない事案，高齢の夫婦2人の生活であり子どもらと不仲あるいは義絶している事案，家族は医療やケアを受けてほしいと希望するが患者がそれらを頑強に拒否している事案などが浮かび上がってきます．これらに対する医療側の介入の是非が課題になってくるのです．これらの事案に対してリバタリアニズムあるいはリバタリアンパターナリズムによる介入が可能でしょうか．医療あるいは介護現場では，善行（与益）あるいは善意を背景にしたパターナリスティックな介入をしていることが多いと思います．倫理学，医療倫理が唱える机上の空論では対処できない状況が医療現場に多いことは本書で何度も強調しているところです．パターナリズム（温情的父権主義）を否定的に捉える倫理学者や医療倫理学者は，医療現場を知らずに机上の空論を振りかざし，理想論あるいは実現が困難な論理を述べているのではないでしょうか．医療現場では，患者の自律尊重や家族らの意向よりもパターナリスティックな介入を優先せざるを得ない事案が数多くみられるのが現実ともいえるのです．研究室や図書館などのなかに閉じこもり頭だけで医療倫理を考えていると，医療現場の実態と大きく乖離した思考しか生み出されません．倫理学，医療倫理に携わる者は，倫理理論と同時に実際の医療現場における実相を踏まえたうえでの論説や書籍を作成すべきであるといえるのではないでしょうか．

JCOPY　498-14836

●参考文献

[1] Thaler R, Sustein CR. Nudge: Improving decisions about health, wealth and happiness. New York; Simon & Schuster, 2008.

[2] Emanuel EJ, Emanuel LL. Four models of the physician-patient relationship. JAMA. 1992; 267: 2221-6.

JCOPY 498-14836

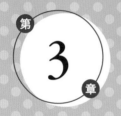

　最近の医療現場では，インフォームド コンセントを得たうえで医療行為を開始することが常態化してきています．インフォームド コンセントは，説明と同意と訳されることが多いのですが，この概念はいつ，どこで生み出されたものなのでしょうか．この概念に法的拘束力はあるのでしょうか．医療訴訟におけるこの概念の位置づけはどのようになされているのでしょうか．また，私たち医師には守秘義務を課されていることは周知のことですが，医師法には守秘義務に関する規定は存在していないのです．守秘義務は，いかなる法律に由来するものなのでしょうか．本章ではインフォームド コンセントと守秘義務における倫理的問題について医療現場の視点から解説をしていきます．

A　わが国に導入されたインフォームド コンセントの立ち位置

　海外で発展したインフォームド コンセント(informed consent; IC)は，わが国にも紹介され1980年後半以降，医療現場で急速な広がりをみせています．旧厚生省は，ICの在り方に関する検討会を立ち上げ，1995年にその報告書である**「インフォームド・コンセントの在り方に関する検討会報告書〜元気の出るインフォームド・コンセントを目指して〜」**を公開しています(2022年3月31日最終閲覧)．以下にその要点を抜粋します．

①ICの訳語として「説明・理解と同意」などが提案されたが強いて訳語をあてず原語のままの用語を使用する．
② 患者本人の意思が最大限尊重されるのが狙いであって患者に医療内容などについての選択を迫ることが本来の意味ではない．文書で患者の意思を確認することは，ひとつの手段として重要であるが目的ではないことを理解する必要がある．
③ICについて画一性を本質とする法律の中に適切な内容での規定を設けるこ

とは困難であり，また，一律に法律上強制する場合には，責任回避のための形式的，画一的な説明や同意の確認に陥り，かえって信頼関係を損なったり混乱させたりするおそれもあることから適切ではない．
④ 医療法の医療提供の理念の中に医療従事者の努力目標，努力規定として位置づけることについては，さらに幅広く関係者の意見を踏まえた上で一層の検討が行われることを期待する．

　ICは，患者に治療内容の選択を迫ることが本来の意味ではない，法律のなかで明文化した規定を設けることは適切ではない，努力目標・努力規定としての位置づけが望ましいことが示されています．注意しなければならないことは，ICは生命倫理の関係から派生してきた法理あるいは思想であって法規範ではないことです．米村は，「特別法を含めICがわが国の法規範として採用された事実はない」と述べています［米村．2016，p128］[17]．初川も「ICについて，わが国には治験について省令GCPに従うことを義務づける薬機法(80条の2第4項)以外にはこれを義務付ける法律はなく，その内容や方法を具体的に定めた法規定というものは未だ存在しない」と述べています［初川．2016，p106］[18]．
　前記④の記述を踏まえて**医療法**(昭和23年法律205号)が改正され，「医師，歯科医師，薬剤師，看護師その他の医療の担い手は，医療を提供するに当たり，適切な説明を行い，医療を受ける者の理解を得るよう努めなければならない」(医療法1条の4第2項)が新設されました．一部の医療従事者の間でこの医療法1条の4第2項によってICは法規定されているとの誤解があるようですが，この条項には医師の説明と患者の理解が記載されているだけで同意の側面がないことからICを示すものではないことは明らかです．

　私たち医師を含む医療従事者は，個々の医療行為を実施するときに患者からICを得るのですが，すべての医療行為にICが必要になるわけではありません．医療行為のなかで外科手術のように比較的危険性が高いものにはICが必須になりますが，日常診療のなかでの聴打診などの医療行為については患者の黙示的同意があるとの前提でICを取得する必要がないのは当然です．医療行為のなかでどの範囲までICの取得が必要なのかについて一律の決まりはなく個々の医療機関で異なることになると思います．

B 倫理からみたインフォームド コンセント(IC)の必要性

　医療現場では，侵襲的医療行為を実施する際に患者ならびに家族からICを得ることは今日当たり前のことになっています．では，ICとはいったい何なのでしょうか．一般的には「説明と同意」と解釈されていますが，それではあまりにも抽象的であり正確な意味づけがなされていないことに気づきます．ICとは何を意味しているのか，なぜ必要なのかについて服部の論説［浅井．2002, p57-70（Ⅲ. 医療現場のジレンマ. 服部健司. 第1章 インフォームド・コンセント)]1)を援用しながら解説を加えていきます．

　ICは，医療者や倫理学者が考え出した概念ではなく，法廷における裁判例［シェレンドルフ事件の判決(1914年)，サルゴ事件の判決(1957年)など]によって生み出された概念だそうです．ICとは，医療従事者が求めに応じて医療行為を行う際に，病気の性質，医学的に最も勧められる治療内容とそれ以外に選択可能な代替治療，それぞれの利点とリスクなどについて，情報を開示しわかりやすく説明し，それを受けて，患者が判断を下し，当の治療行為に対して同意を与えることである，と服部は述べています．法的には，侵襲的医療行為は**傷害罪**(刑法204条)に問われる可能性があるのですが，医学的適応性ならびに医術的正当性，患者の同意という3点を満たすことで違法性を阻却されると考えられています．しかしながら，医療行為は，患者の利益が常に担保されるわけではなく，場合によっては有害事象や薬剤の副作用，手術での過誤など多くの不利益を患者にもたらすことになります．そしてこれらの不利益は事前に予想され得ないことが多く，いずれにしてもこの不利益は患者自身の心身に帰属することになります．それならば，医療行為を決定する際に望むかぎり主体性が確保されていることが人間的にふさわしい．つまり自分が受ける医療行為については，自分が責任をもって判断し意思決定をすることが最も重要であるといえるのです．従来のパターナリズム(温情的父権主義)には善意に加えて医師の価値観の押しつけがみられる可能性があり，患者自身の生命そのものの神聖性(SOC; sanctity of life)あるいは生活(生命)の質(QOL; quality of life)のどこに価値を見出し，序列をつけ，選択し，決断をするのかは個々の患者自身が答えることであり，そこからICの必要性が浮かんできます．また，ICをきちんと

※ **刑法204条**(傷害): 人の身体を傷害した者は，15年以下の懲役又は50万円以下の罰金に処する．

JCOPY 498-14836

得たうえで治療が行われた事案では，患者の治療への満足度が高く，服薬治療の継続性も高まるという実証的な報告もあるそうです．

　手嶋は，IC をめぐる議論が提起した意義として，① 医療における患者の自己決定権の承認，② パターナリズムに基づく医療から患者の自律に基づいた医療への展開の契機，③ 医療問題の「法化現象」，「社会化現象」の一例，を挙げています．③は，治療方針などの問題を医療従事者の自発的な自覚を待つという医療倫理に期待するのではなく，損害賠償責任と結びつけて，かなり強い圧力とも受け取れる形でその進展を図った側面を意味しています[手嶋．2020，p90-91][38]．

　医療現場では，IC を医療訴訟に対する医療者側の防衛のためと考える向きがあることも否定できません．ある医療行為が不都合な結果に終わったとき，事前に医療者側から説明があった，なかったとの水掛け論になりやすいこともしばしばあるでしょう．実際の医療訴訟では，医師側の説明がなかった，あるいは説明が不足であったことを争点として不法行為責任や債務不履行責任を追及されることがしばしばあるのです．

C　インフォームド コンセント(IC)が成立する要件

　IC は，(1) 患者に同意能力があること，(2) 患者への十分な説明がなされること，(3) 患者が説明を理解できる能力をもつこと，(4) 患者が提案された医療に同意すること，の 4 つの要件が必須になってきます．つまり，IC の成立は，患者側の要件に大きく左右されることになるのです．ここでは，(1) 患者に同意能力があることについて考えてみます．

　同意能力とは，医師からの説明に対して患者自らがその医療行為を受けるか否かを理性的に判断したうえでその医療行為に対して同意をする認知機能といえます．同意能力の背景には判断能力が存在しており，両者は表裏一体といえるものです．しかしながら，同意能力には不確実な部分もあり，医療の複雑さから同一の患者であってもその医療内容によっては同意能力が成立する場合と成立しない場合があることを認識しておくことが必要です．患者が同意能力を有さない場合，家族からの同意は法的に有効であるのかについて現在のわが国では定立した法規範は存在していません．そのなかで家族の同意権を否定した裁判例がみられます［東京地裁 平成 13 年 3 月 21 日判決 判例時報 1770 号(2002 年)109

頁］．帝王切開での分娩の際に子宮筋腫の存在が明らかになり，患者本人の同意を得ず医師である夫の同意を得て子宮を全摘出したことの違法性が問われたものです．この事案では，帝王切開のために腰椎麻酔を受けており患者の同意能力が一時的に欠けていたことから，夫という患者の家族の同意が患者の同意に代わるものとなるか否かという同意権の本質が問われたものです．裁判所は，子宮摘出に関して緊急性がなかったことなどから，特段の事情がない限り患者本人の同意を得ずに代諾に基づく医療行為は許されないとして家族の同意権を否定しています．

　実際の医療現場では，未成年者や精神障害者，認知症患者の同意能力をどう考えるか，同意能力のない患者における代諾と代諾者の問題，代諾者のいない患者などが課題となってきます．以下でこれらの問題について考えていきます．

① 未成年者：原則は，未成年者であっても当該の医療行為を受けるか否かを理性的に判断する能力があると判断される場合には同意能力が認められるとされています．何歳から同意能力を認めるかに関して定説はないのですが，一般的には15歳とする場合が多いようです．ここでは，未成年者の人工妊娠中絶の問題を取り上げ，同意能力について考えてみます ［畔柳ら．2008, p339-40.（木戸浩一郎，樋口範雄．人工妊娠中絶（未成年者の場合））］[5]．17歳の高校生が人工妊娠中絶を希望し受診してきました．パートナーも同年齢の高校生であり診療に対する支払い能力もあります．従来，未成年であっても15歳程度で同意能力はあると解されることから17歳の患者から同意を得ることに法律的な問題はありません．患者は，両親への告知を拒否していますが，現行の母体保護法では未成年者に関する記載はなく，親の同意や親への通知すら規定にないのです．この事案では，患者本人の同意によって人工妊娠中絶は可能であり親の同意や告知は必要とされません．参考までに十分な理解力と知能をもった16歳未満の未成年者は，親の同意なしに避妊の相談や避妊薬の処方を受けることができる，と英国貴族院は判示しています（ギリック事件）．この判決でいう十分な理解力と知能は**ギリック能力**（Gillick competence）と命名されています［赤林．2017, p178（水野俊誠．第9章 インフォームド・コンセント 2)][23]．

② 認知症患者：認知症患者すべてに同意能力がないとは当然いえないのですが，どの段階の認知症において同意能力がある，あるいはないと判断するのか

JCOPY 498-14836

について明確な基準はありません．同一患者においても比較的簡単な内容ならば同意能力があると判定されますが，複雑な医療行為に対する同意能力に欠ける場合もしばしばあるのです．たとえば，養子縁組を決定する能力は，法的にはそれほど高度の判断能力を必要としないとされています．同意能力とともに理解力がどのくらい保たれているかも問題になってきます．

③ 代諾と代諾者：同意能力がないと判断された場合，その者の同意には法的効力はないとされます．そこで私たち医師は，患者の家族や親しい人間，婚外パートナーなどから代諾（代諾者）を得て医療行為を実施することになります．しかし，現行法では，家族のなかで誰が代諾者になるのか，家族内での代諾の順位などに関しての規定はないのです．要は，自己決定の視点から同意能力のない患者に同意能力があったならば，このように判断し同意したであろうことを推測できる人間を代諾者とすることです．一般的には，患者の家族が代諾者になることが多いのですが，その家族に同意能力や理解力の欠如がある，あるいは低下をしている，家族間で意見が対立し治療方針を決定できない，患者にとって最善とならないと考えられる方針を家族が選択した場合には問題がやや複雑になってきます．また，身寄りがない患者や家族らと絶縁している患者などではさらに困難な場面に遭遇することになります．患者が小児の場合には，親権をもつ患者の親が代諾者になるのが通例ですが，両親の間で意見が割れる場合にどちらの親の意見が優先されるのかなどの問題が浮上してきます．

④ 代諾者がいない場合：前述のように身寄りが全くいない患者や家族らと絶縁あるいは音信不通の患者の場合に医療行為の同意をどう得るかが問題になってきます．患者本人に同意能力を含めて認知機能に支障がなければ本人から同意を得ればもちろんよいのですが，認知症が進行した患者などのように同意能力を欠く場合には誰を代諾者として医療行為を進めていけばよいかが問われてくるのです．成年後見制度を利用し，成年後見人に代諾者になってもらえばよいと考える医療・ケア従事者が少なからずみられます．しかし，成年後見人には，被成年後見人の身体に侵襲を伴う医療行為について同意をする権限はないのです．参考までに成年後見人が行うことができない行為を 表1 に示しました．主治医が医療の内容を決定すべきであるとの意見があるのですが，主治医が代諾者になるべきではないとする考えもあるようです．なぜならば，医師が患者の

表1 成年後見人等が行うことができないこと

① 本人の一身専属性の行為(一身専属性は,本人のみに決定権)
　遺言状の作成や養子縁組,婚姻,臓器移植の許可など
② 本人名義の現金や預貯金を本人以外の人が自分の生活費等のために使う
③ 本人に代わって株や債券等を運用する
④ 本人所有の財産を借りたり,贈与したりする
⑤ 本人の現・預金や不動産などを担保にする
⑥ 医療行為の同意
　被後見人の身体に侵襲を伴う医療行為に対して同意する権限はない
⑦ 死後の事務(後見人の権限は被後見人が死亡した時点で消失)
　2016年4月の民法改正で成年後見人による火葬・埋葬は家庭裁判所の許可を得た場合
　に可能になった

(川畑信也: 認知症診療のために知っておきたい法制度・法律問題. 中外医学社, 2020, p12. 表3を再掲)

利益にならない治療をする可能性があること,医師が代諾者になると治療上の決定が適切かどうかをチェックすることができなくなることなどが指摘されています[赤林. 2017, p174-175.(水野俊誠. 第9章 インフォームド・コンセント2)][23].

　実際に診療を実施する際,患者の同意には任意性が求められます.医療現場では,治療などによって患者に利益がもたらされることから自発性ではなく任意性で事足りるとされています.さらに倫理の4原則の善行(与益)あるいは正義の原則から,医師は,場合によっては患者を説得してその医療行為に同意を求めることも許容されると考えるべきです.その医療行為が患者に利益をもたらすことから,説得によって患者にその医療行為に同意をしてもらうことは倫理的には正当な作業といえるのです.一方,患者は,倫理の4原則の自律尊重(自己決定権)の原則からその医療行為に同意をしないことも当然許されることになります.たとえば,エホバの証人である患者が輸血を必要とする状況で,医師は患者に輸血を受けるように説得するのですが,患者は,自律尊重や自己決定権からその輸血を拒否することが許容されるのです.一方,医学研究(たとえば新薬の臨床治験)では,任意性ではなく自発性による同意が必要とされます.なぜならば,医学研究では研究に協力する人間(研究への参加者)に必ずしも利益がもたらされるわけではなく,むしろ予想外の有害事象が発生する可能性もあるからです.そこから自発的な同意が必須になるのです.

D インフォームド コンセント(IC)が免除される場合

　医療現場でインフォームド コンセント(IC)を得ることなく，医師らが医療行為を実施できる要件として，前田は以下の4つ，すなわち，① 緊急事態の場合，② 患者が求めた場合，③ 強制措置の場合，④ 治療上の特権の場合を挙げています．緊急の場合としては，救急医療以外に入院患者が急変をした場合には，患者からICを得ることなく医療行為をすることが認められています．また，説明するまでの時間的余裕がなくても同意を得る時間的余裕がある場合には後者を取得する必要があると述べていますが，実際の医療現場でそのような事態があり得るのでしょうか．患者がICなしで医療行為を実施することを認めている場合には，医師らはそのような対応ができるとされています．強制措置の例としては，**精神保健及び精神障害者福祉に関する法律(精神保健福祉法)** の29条による都道府県知事による入院措置が挙げられます．治療上の特権として，病名告知によって患者に自殺の危険性がある場合などのように説明をした上で同意を得ようとすると，患者に重大な影響を及ぼすことが明白な場合には，ICの要件を満たすことが免れるとしています［赤林．2017，p165-166．（前田正一．第8章　インフォームド・コンセント）］[23]

E 同意能力に欠ける成人患者における治療方針

　医療現場では，進行した認知症患者や遷延性意識障害，終末期で意識障害に進展した患者などのようにICの同意能力をもたない，欠けていると判断せざるを得ない場面にしばしば遭遇します．よく経験する事案ですが，長期にわたって寝たきりになり発語もない患者が身体合併症の治療を目的に介護施設から救急搬送あるいは紹介入院してきたとき，私たち医師は，その患者のその後の治療方針をどうしたらよいのかで悩むことがあるかと思います．ここでは，ICの視点から同意能力に欠ける成人患者における治療をどうしたらよいかについて考えていきます．**図2** は，同意能力に欠ける成人患者の医療行為の進め

※ **精神保健及び精神障害者福祉に関する法律 29 条**(都道府県知事による入院措置)：都道府県知事は，第 27 条の規定による診察の結果，その診察を受けた者が精神障害者であり，かつ，医療及び保護のために入院させなければその精神障害のために自身を傷つけ又は他人に害を及ぼすおそれがあると認めたときは，その者を国等の設置した精神科病院又は指定病院に入院させることができる．

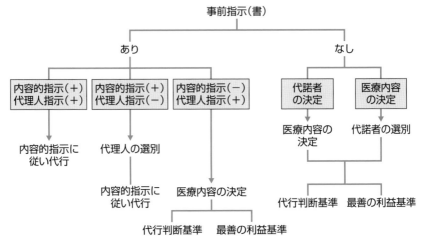

図2 同意能力に欠ける成人患者の医療行為の進めかた

かたを示したものです.

① まず事前指示(書)があるか否かが出発点になります. **事前指示書**(アドバンス ディレクティブ)は,「将来自己の判断能力が失われた際にどのような医療が自己になされることを望むかについての意思を, あらかじめ医師ないし医療機関に伝える文書」をいいます[甲斐. 2018b, p249][26]. 事前指示は, 内容的指示と代理人指示の2つの要素から成っています. **内容的指示**は, 自らが受けたい, あるいは受けたくない医療・ケアについて具体的に指示し記録したものです. 代諾者が患者の受ける医療行為を決める際の指針になります. 内容的指示が記載された文書は**リビング ウイル**と呼ばれます. **代理人指示**は, 患者(あるいは健常者)が意思表示をできなくなった場合に医療行為の決定を行う代理人を指名しておくものです. わが国には事前指示について規定した法律はなく, 定型化された書式も存在していません.

② 事前指示(書)があっても内容的指示と代理人指示の有無で3つのパターンに分かれます. 両者が揃っている際には, その後, 代理人が指示された内容に従って代行します. 内容的指示はあるのですが代理人指示がない場合には, まず治療方針を実行する代理人を選定した上で内容的指示に従い代行します. 内

容的指示がなく代理人指示だけがある場合には，医療内容をどう決定していくかが問題になってきます．

③ 同意能力がない成人患者の治療に関する決定をするための倫理的基準として，代行判断基準と最善の利益基準が想定されています．**代行判断基準**とは，同意能力に欠ける患者が当該の状況下で同意能力を備えていたと仮定したら行ったであろうと推測される決定をすることです．この基準が成立する条件としては，代諾人となった者が患者の今までの状況をよく知り，患者の人生観や価値観，医療に対する思いなどをある程度把握している場合のみに限られます．したがって患者と密接な関わりをもつ人だけが代諾者になり得るのです．逆にいえば患者の状況を知らない人が代諾人になったときには，この代行判断基準を下すことはできないのです．代行判断基準の問題点として，(1) 代諾人が自分の望むことと患者が望むと考えられることを混同する恐れがあること，(2) 代諾人の判断が患者の最善の利益と対立する場合があること，(3) この基準は，同意能力を備えたことがない患者(たとえば，小児)に適用できないこと，などを水野は挙げています．**最善の利益基準**は，患者にとって最善の医学的利益がかなうように治療方針を決定する基準を意味しています．この基準は，同意能力のない患者がその能力を喪失する前にもっていた治療に関する意向が不明あるいは明確でない場合に適用されます．倫理の4原則でみると，患者に利益をもたらすという善行(与益)を背景にした判断基準になります．この基準の問題点として，代諾人の望みや利益が患者の利益として主張される場合があるなどが指摘されています[赤林. 2017, p176-177. (水野俊誠. 第9章 インフォームド・コンセント2)][23]．ここで患者における最善の利益を最も適切に判断できるのは誰なのかの問題が出てきます．患者自身が最善の利益を決定することができるのでしょうか．あるいは医療従事者がその決定を担うべきなのでしょうか．そもそも最善の利益とするのはどのような根拠に基づいているのでしょうか．

Column 2

最善の利益とは，何を意味しているのでしょうか．Jonsen は，最善の利益とは，「合理的な人間」が選択可能ならば選択したであろう QOL のことを指すと述べています．「合理的な人間」とは，典型的な状況下でたいていの人が優先すると思われるものを表現するために作られた便利なフィクションです [Jonsen. 2006, p133-134]3). キャンベルは, 患者の最善の利益を最もよく判断できる者とは誰なのか, その判断はどのような根拠に基づいてなされるのだろうかとの問いを発し, 次の考えを呈示しています. ① 救命のための介入を含めて医師は常に最善の道を知っていることから, 患者の最善の利益について医師が誘導するという考えかた(医療パターナリズム), ② 自律性の概念から, 最善の利益について医師がアドバイスをしたり医療従事者と患者とが話し合いをすることはできるが, 最終的に決定をするのは患者自身に他ならない, ③ 人間性の開花を唱える徳倫理学の観点で, 患者の最善の利益は, 患者が医療従事者の助けを借りながら思慮深く自分の選択についてあらゆる視点から吟味することで得られる, ④ 最善の利益という概念はいつも複雑であり, それぞれの患者個人の状況に立ち入らないとわからないものである, ⑤ 前もって医療従事者が「一般に人々にとって何が最善か」と考えたとしても, それは最善の利益とは程遠いものである [キャンベル. 2016, p93-96]22).

④ 事前指示がない場合, 治療方針を決定するために代諾人の選別がまず求められることになります. この代諾人を誰にするかについてわが国の法律は明確な規定をしていないのです. しかし, まず患者の家族が代諾人として候補にあがります. 代諾人となった家族が治療方針を明確に主張できる場合には, 医療現場で治療方針の決定についての困難さは少ないといえます. しかし, 実際の医療現場では 表2 に示す事案も少なくなく, 家族らが代諾人になった際に治療方針の決定がしばしば困難になってくることも予想されます.

⑤ 前記④に関連して家族の誰かが代諾者として選別された場合にもいくつかの問題点が出てきます. まずその家族が患者の意思を推定し治療方針を明確に表示することができる能力をもっているかの問題があります. とくに高齢の配偶者では, なかなか意思決定をすることが難しいのではないでしょうか. 息子あるいは娘が代諾人に選別されたとしてもその者だけで治療方針を決定するわけではなく, 複数の子どもがいる場合にはその者らの合意が必要になってくるでしょう. 代諾人になった家族とその他の家族らの間で治療方針をめぐる対立(衝突)が生じた際, どのように合意形成をしていくか, あるいはそもそも合意形成ができるのかが課題になってきます.

JCOPY 498-14836

表 2 代諾人になった家族の問題点

- 代諾人となった家族に理解力がなく，治療方針の理解が全くできない．この家族以外に適任者がいないときにはさらに困る．
- 治療方針を理解することはできるが決定をする能力が低下しており，いつまで経っても決定できない．
- 家族間で治療方針に対立があっていつまで経っても結論が出ない(特に救急を要する治療が必要なとき，より困難さが浮き彫りになる)．
- 一度決定した治療方針を特別の根拠なく何回も変更する家族(家族が明確な治療方針を持っていない)．
- 代諾人になった家族に治療方針を説明してもそれに対する意思決定の表示がなく，ただおろおろするだけで時間ばかりが過ぎていく．
- 代諾人になった家族以外の人間が後から口出しをしてきてすでに決定している治療方針を掻き乱す．
- 患者にとって最善の利益にならない治療方針を頑強に主張する．

⑥ 前記の⑤の状況での医師の関わりかたも考慮しなければならない問題になってきます．代諾人をはじめとする家族に対する過剰な助言はパターナリズム(温情的父権主義)ではないかと倫理学者や一部の医師から非難されるかもしれません．では，家族らのリバタリアニズム(自由至上主義)による決定を待つべきなのでしょうか，あるいはリバタリアンパターナリズムを利用した意思決定を行うべきなのでしょうか．医療現場では，ある時期までにその患者に対する治療方針を決定しなければならないのです．代諾人をはじめとする家族が治療方針を決められないときには，主治医あるいは医療チームがなんらかの先導をせざるを得ないのではないでしょうか．机上の倫理学，医療倫理が強調する家族らによる意思決定だけを待っているわけにはいかないのです．

Column 3

　　　意識や認知機能の低下がないうちに患者あるいは健常者が自らの将来の治療についての希望を記載した文書は，リビング　ウイルと呼ばれています．これは，1969 年に公表されたルイス・カットナーの論文「安楽死の適正手続　リビング　ウイルという提案」に始まるそうです．カットナーは，突然の事故や脳血管障害，心臓疾患などによって植物状態になった場合を想定してリビング　ウイルの提案をしています．しかし，カットナーは，この文書によって安楽死を指示することはできないとしています．その理由として，患者の生命を終

わらせるために医師が積極的に行動するよう指示することができないこと，慈悲殺の権限を与えるリビング ウイルは公共政策に反するからと述べているそうです ［松田．2021, p114-115]57).

Luis Kutner: Due process of euthanasia: The living will, a proposal. Indiana Law Journal. 1969; 44: 539-54.

F 同意能力のない未成年患者の治療方針

　同意能力のない未成年者の治療方針を決定する際，忘れてはならないことは，① 未成年者の場合には原則として親が代諾人になること，② 同意能力をもったことがないことから事前指示や代行判断基準を適用することができないこと，です ［赤林．2017, p177-178.（水野俊誠．第9章 インフォームド・コンセント 2)]23). しかしながら，医療現場では親が常に代諾者になり得るとは限りません．たとえば，親が精神疾患に罹患していたり薬物中毒者であったりして十分な判断能力をもたない事案や養育義務を果たさず児童虐待に該当する事案では，親を代諾者とみなすことが困難になります．この場合には親ではなくその親族らに代諾を依頼することになるのでしょうか．ちなみに未成年者における同意能力がいつ確立するのかに関して定立した法的根拠はないのですが，概ね15歳を基準としながら個別に判断をしていくことになるとされています．最近は，未成年者が同意能力を備えている場合でも監護権による保護は消滅しない（未成年者の自己決定権と監護者の監護権は並立する）との解釈もあるようです[1]. 未成年者で同意能力があると判断される場合，法的には患者のみの同意で十分と思われますが念のために保護者からの同意を取っておくほうがその後のトラブル回避に役立つといえるようです．

G 医療現場におけるインフォームド コンセント(IC)実施の困難さ

　医療現場では，① 判断能力あるいは同意能力のある患者が，② 自分の病気に対する治療法に関して，③ たとえその選択が患者自身にとって不利益になる場合であっても，④ 治療法に関する自己決定の権限をもつ，ことがインフォームド コンセント(IC)あるいは自律尊重（自己決定）の構成要素になるのです．しかし，倫理学，医療倫理からみると，①ならびに③は難しい問題を抱えること

JCOPY 498-14836

になります．これらの問題点について私たち医師が臨床現場で直面する状況を想定しながら考えていきます．

　判断能力あるいは同意能力をどのように評価したらよいのでしょうか．判断能力あるいは同意能力が問題として浮上してくるのは，認知症あるいは認知機能障害（たとえば失語症患者）をもつ患者や精神疾患を有する患者，未成年者などの場合です．たとえば認知症患者が悪性腫瘍を合併し手術が必要になったとき，患者自身に手術に関する判断能力があるのか否か，同意する能力が維持されているのか否かを判断しなければなりません．判断能力あるいは同意能力といっても固定化された能力ではなく，判断すべき事柄によっては判断できる場合もあれば判断できない場合もあり得るのです．とくに医療行為は，その性質が複雑なゆえに同一人物であってもある医療行為について理解したうえで同意する能力を認めることができる場合とできない場合があることに注意を要します．

　選択した治療法が患者に不利益になると考えられる際，医師はどう対応したらよいのでしょうか．功利主義者のミルは，他者に危害が及ばない限りにおいて個人は自由に行為をすることは許される（**他者危害原則**）と主張しています．しかし，患者自身が不利益な治療を選択してもそれは本人の自由意思によるものだからといって治療を担当する医師はそれを看過できるでしょうか．ミルは，「そうした方が本人のためになるとか，本人をもっと幸福にするとか，他の人々の意見ではそうするのが賢明で正しいことですらあるといった理由は，本人をいさめたり，道理を説いたり，説得したり，懇願したりする理由としては正当だが，本人を強制したり，言うとおりにしない場合に害悪を加える正当な理由にならない」と述べています［ミル．2020, p28][40)．ミルの言説から，不利益な選択をしようとしている患者に対して医師として意見を述べたり説得したりすることは許されますが，パターナリズムが批判を受けているように医師側の意見や価値観を強制する，患者の意見を無理やり変更させるなどの行為は許容されないといえるようです．

Ⓗ　事前指示書を呈示された際の医師の対応

　家族から患者に関する事前指示書が呈示されたとき，医師あるいは主治医としてどのような点を確認し，また注意をすればよいでしょうか．

① 呈示される事前指示書の多くは，本人からの嘱託により公証人の権限で作成された**尊厳死宣言公正証書**かあるいは日本尊厳死協会が提案している**尊厳死の宣言書**のどちらかです．これら以外にも個人の形式によって作成された事前指示書があるかもしれません．事前指示は必ずしも文書化されている必要はありません．本人が家族に口頭で意思表示をしていた場合でもその内容が相当なものならば事前指示として尊重しなければなりません．

② 呈示された事前指示書が**アドバンス ケア プランニング**（ACP）などに従って適切なプロセスで作成されているかを確認します．ACP とは，人生の最終段階（終末期からの言い換え用語）の治療やケアについて患者自らの意思に基づいて，患者本人が家族，医療従事者（医療ケアチーム）と事前に繰り返し話し合うプロセスを指しています．

③ 呈示された事前指示書が本人の意思として最新のものであることを確認することが重要です．本人の意思は固定したものではなく，時間の経過とともに変化をしていくものであり，さらに ACP などで繰り返す話し合いの結果を考慮して常に本人の意思は変化するものとして捉え，最新の意思を反映した文書であることを確認します．

④ 事前指示書に記載のある想定される事態と現在の患者本人の事態が合致しているかの確認が必要です．両者が合致しないとき，あるいは現在の事態が想定されている事態に近似しているがいまだ合致していると判断をつきかねる場合には，治療方針の決定などには慎重になるべきです．

⑤ 救急医療などの状況においてすでにある医療行為を実施した後，それと異なる内容の本人の事前指示書が呈示された場合，対応はケースバイケースとならざるを得ません．たとえば，脳血管障害を発症し意識不明の状態で患者が救急搬送され，呼吸状態の悪化から気管内挿管，人工呼吸器が装着されたとします．その後に家族から，「人工的な手段で生き続けたくない」などの主旨の事前指示書が提出された場合，人工呼吸器を外し抜管すべきでしょうか．人工呼吸器の装着によって患者の状態がよい方向に向かい，退院の可能性があるときには治療を継続すべきであると考えられますし，致死的な病態に向かっている際には

人工呼吸器を外す選択肢も浮かぶかと思います．倫理学，医療倫理では，治療の差し控えと中止には道徳的に重要な違いは存在しないとする考えが優勢ですが，実際の医療現場では，事後に医療訴訟にならないかなどの懸念もあって人工呼吸器を外す勇気が医師にあるか否かはなんともいえないだろうと思います．

⑥ 本人の事前指示が家族らの意向と異なる，あるいは対立する場合にはどうしたらよいでしょうか．本来は，患者本人の事前指示は，ACP などを通じて本人と家族，医療従事者（医療ケアチーム）らの間で繰り返し話し合いを行った結果として関係者の総意になっていることから本人と家族間での対立などは回避できるはずですが，総意を得た後に家族らの意思や気持ちが変化をする場合もあるかと思います．自律尊重から患者の意思が最優先されるのが原則といえますが，当然ながら例外もあろうかと思います．たとえば，胎盤剝離のため帝王切開で出産した女性が出血多量になっているのですが，女性本人は，宗教的信念から輸血を拒否しており書面でも輸血拒否の意向を示しています．夫は信者ではなく，出産前には輸血をしない方針に同意していましたが，現在は子どもの母親を死なすわけにはいかないと考え直し，輸血を希望している事案が呈示されています．この場合，救命された本人が受けるかもしれない精神的苦痛よりも，生命が失われることの重大さや生まれた子どもの福祉を優先して輸血を実施することは間違っているとはいえないとの考えもあります［堂囿ら．2020, p49-53］[39]．しかし，輸血によって救命された母親が宗教的信念に反して生き延びたことを悔いて育児放棄をする可能性なども想定されることから問題はより複雑化してくるかもしれません．倫理的問題では正解はひとつではないということでしょうか．

⑦ 医師は事前指示（書）に従う義務があるのか

　書面によるか否かにかかわらず事前指示を遵守すべきであるとする法的規範は存在しないのです．つまり事前指示は，法的拘束力をもたないことから医師がそれに従う法的義務はないのです．事前指示に従うことはあくまでも医療倫理に基づくものといえます．しかし，患者の自律尊重，自己決定権の概念が定着している昨今の状況では，事前指示に従わない医療行為を実施すると医療訴訟に発展する可能性を否定できません．患者の事前指示と異なって医師自身の医療方針を貫く場合には，それを実施することに対する特段の合理的根拠を呈

示しなければなりません（現実の医療現場ではそのような状況はほぼないと思いますが）.

| 事前指示（書）の倫理的問題点

　昨今の医療現場で重視される事前指示あるいはリビング ウイルに倫理的な問題あるいは課題はないのでしょうか. 以下で想定される事前指示の倫理的な問題点を考えてみます.

① 事前指示の基本的な目的は患者の自律尊重にあるといえます. しかしながら実際に事前指示がなされたとき，その内容は，患者が自己決定を表明した結果なのか，あるいは本人自身による自律意思を反映したものなのかが問われます. 家族や周囲からの無言の圧力や患者自身が経済的状況など周囲の事情を慮って意に沿わない意思表示を行ったのではないかとの疑念が残ります. 特に事前指示書が法制化されたとき，その作成を事実上強制されることで，社会的圧力によって意に反して尊厳死を強いられる可能性があります. わが国では，超党派の尊厳死法制化を考える議員連盟によって**「終末期の医療における患者の意思の尊重に関する法律案**（仮称）**」**が 2012 年に作成されていますがいまだ国会には上程されていません. この法案は，患者が延命措置の中止などを希望する旨の意思を書面などで表示している場合，医師は延命措置を中止することができる（第 7 条），延命措置の中止などについて，民事ならびに刑事，行政上の責任を問わない（第 9 条）などが骨子になっています.

② 事前指示を行ったときにインフォームド コンセントがなされていないことも問題になります. つまり，事前指示は，本人の判断能力が十分維持されているときに実施されるのですが，必ずしもある疾患に罹患した時期だけになされるものではありません. まだ身体的，精神的に大きな疾患をもたないいわゆる健康な状態のときにも事前指示はなされるのですが，そのときには医師からインフォームド，つまり説明はなされていないはずです. 本人が必要な情報をすべて得た上で事前指示をなしているのかについて疑問が浮上してきます.

③ 本人が事前指示を表明した時期と実際に医療を受ける時期にずれが生じる

JCOPY 498-14836

ための問題も多々出てきます。両者の間で医療環境が大きく変わることもあり得るからです。たとえば本人が事前指示を出したときには有効な治療法が存在しなかったのに医療を受ける時期にそれが存在する場合，治療をどうするかの問題が出てきます。医療を受ける時期には本人が判断能力を喪失しているので治療について話し合いができない場合にどう対応したらよいのでしょうか。

④ 事前指示の内容の不確実性も問題になります。事前指示の内容が抽象的，包括的な場合には，個々の具体的医療行為を実施する際に躊躇することになります。「自分が終末期になったら」，「不要な一切の延命行為を希望しない」などの文言があるとき，終末期とはいつからなのか，延命行為とは具体的になにを，あるいはどこまでの行為を指しているのかが明確ではありません。また，「認知症になってなにもかもわからなくなったら」とされていても本当に本人がわからなくなっていることを判断することは極めて困難と言わざるを得ないのです。一方で事前指示の内容があまりにも具体的な場合には，その内容のみに関する医療行為しか実施することができなくなります。たとえば，認知症や脳血管障害で寝たきりになった後の事前指示があったとします。しかし，本人が交通事故で寝たきりになった場合，この事前指示は認知症と脳血管障害に限定しているので，それに沿った医療行為ができないことになってしまうのです。

⑤ 事前指示についての法的根拠はなく，法的拘束力もないことから，事前指示に従って必要な治療をしない，あるいは治療を中止することを医師が躊躇することになるかもしれません。本人や家族と話し合った結果，事前指示に従って治療を中止した後に話し合いに加わっていなかった家族や親族から非難を受けたり医療訴訟になったりする危険性がゼロではありません。

⑥ 事前指示の内容と家族の意向が対立（衝突）する際，医師はどう対応したらよいかの問題もあります。事前指示の本質は，本人の意思の自律尊重にあるわけですが，家族は寝たきりになっても1日でも長く生きていて欲しいと考えるかもしれません。人の生命は，その個人だけに依拠すると考えるかあるいは家族や周囲の人々との共同体として捉えるのかが対立（衝突）することになります。小松は，人は生きていくすべての場面で個人がなにかを決めるということが個人の問題にとどまることは決してないこと，自己決定権という「わがまま」を

保証してどうしようというのか，死とは周囲の人々すべてにまたがる人間関係のなかで生じる事柄であり死を自己決定することはできない，との論旨で自己決定権が幻想であることを強調しています［小松. 2020, p35-43］[42].

⑦ さらに「本人が判断能力を持っていたときの利益（以前の利益）は，価値観や生き方に対する信念を失った状態になったときの利益（現在の利益）と同等か」，つまり「事前指示を遺した時点でよいとみなされていたことが，それを使用しなくてはならなくなった時点でも変わらずよいことなのか」との問いを浅井は発しています．解決しがたい課題であり，事前指示をなした時点での自律尊重，自己決定は現在も同様に重視され継続すると考えるのか，あるいは事前指示をなした時点と現在の置かれた身体的状況や人格，選好などには大きな変化がみられ，本人の利益が劇的変化を示していることから現在の利益を最優先すべきであるとの考えによって結論は異なってくるだろうとしています［浅井. 2002, p141-155.（Ⅳ. 誕生と終末期に関するジレンマ. 浅井 篤. 第1章 事前指示）］[1]．言い換えると，事前指示書による過去の決定が将来の扱いを拘束することができるのかという倫理的な問題に繋がります．

　事前指示（書）あるいはリビング ウイルは広く知られてきていますが，上述のように多くの問題あるいは課題を抱える概念ともいえるのです．

Column 4 事前指示や ACP は人々にどれだけ知られているのか

　終末期医療でしばしば話題になる事前指示（書）や ACP は，一般国民や医療従事者らにどれだけ知られているのでしょうか．2018年3月に厚生労働省の人生の最終段階における医療の普及・啓発の在り方に関する検討会が公表した意識調査[2]では，人生の最終段階について，家族や医療従事者らと話し合ったことがある割合は一般国民では 39.5%（詳しく話し合っている 2.7%，一応話し合っている 36.8%），話し合ったことはない 55.1%，無回答 5.4%になっています（2013年の調査では，話し合ったことがあるが 42.2%でした）．事前指示書作成に賛成する割合は，一般国民 66.0%，医師 77.1%，看護師 78.4%，介護職員 76.0%に及んでいます．しかし，事前指示書を作成しておくことに賛成した人のなかで実際に書面を作成している割合は，それぞれ 8.1%，6.0%，3.7%，2.7%に過ぎませんでした．ACP の認知については一般国

民では75.5%の人が知らないと回答しています．ACPについてよく知っていると答えた割合は，医師22.4%，看護師19.7%，介護職員7.6%であり，一般国民ではわずか3.3%に過ぎませんでした．この調査結果を受けて厚生労働省は，ACPの普及，啓発目的に愛称を公募し，2018年11月に「人生会議」との名称を公表しています．この調査結果は，4年前のものでありやや古いことから現在の動向は不明ですが大きな変化はないかもしれません．わが国では，事前指示書あるいはACPはなかなか根づかないのかもしれません．

J 救急医療とインフォームド コンセント(IC)

　医療現場では，インフォームド コンセント(IC)の概念が成り立たない状況がしばしばみられます．たとえば，意識のない患者が搬送されてくる救急医療の現場では，侵襲的医療行為を開始する際，誰に説明し誰から同意を得たらよいのでしょうか．

　救急医療における侵襲的医療行為の同意について法的基層の視点から小西が詳細な解説［小西. 2021, p47-69］[54]を行っているので，それを援用しながら考えていきます．まず，法律知識として押さえておくべきことに，「診療契約締結の意思表示と個々の侵襲的医療行為に際しての承諾とは論理的に別のものである」ということです．つまり，診療契約が成立しているからといって，その後の診療のなかで侵襲的医療行為を承諾なく実施することは許されないということです．診療契約の根拠と侵襲的医療行為の根拠は分けて考えるべきとの考えは，判例ならびに学説などから広く支持されているそうです．そこから私たち医師が侵襲的医療行為を行う際には，診療契約とは別に患者本人からその侵襲的医療行為の実施について同意を得ることが原則になってくるのです．この原則は，意識不明の患者が搬送されてくる救急医療の現場で問題になってきます．救急医療で患者が意思表示をできない場合に侵襲的医療行為を含めた治療の同意をどう考えるかについて，小西は，① 家族等同意必要説，② 同意推定説，③ 家族等同意不要説，④ 中間説が想定され，基本的には③の家族等同意不要説を採用してよいと述べています．その理由として，侵襲的医療行為が適法とされる3条件，すなわち1) 医学的適応性，2) 医術的正当性，3) 患者の同意のなかで，1) 医学的に適応があることと3) における患者本人の意思とは相互

補完的な要件で，その総和が一定水準以上になると，侵襲的医療行為は適法と判断できると考えられるからとしています．たとえとして，美容整形の一部は，治療目的からみた医学的適応性はかなり小さいといえますが，それが許されるのは本人の強い希望があるからとの事案を示しています．一方，対照的に救急医療で医学的適応性が極めて大きい場合には，本人が意識不明などで 3) の同意が得られなくても医術的正当性の適法性があれば，侵襲的医療行為の実施は適法と判断されるといえるのです．つまり，救急の現場で患者本人が意思表明をできないとき，医学的適応性と医術的正当性について適法性の要件が満たされれば，家族等の同意を得なくても刑法上は**正当行為**（刑法 35 条）あるいは**緊急避難行為**（刑法 37 条）として，民法上は**緊急事務管理**（民法 698 条）に該当することから，違法性を問われることはないとするのが家族等同意不要説なのです．

　小西は，私論のまとめとして，患者本人が意思表示をできない場合には，医師は，家族等に対して診療に対する説明義務を負うが，家族等から同意（代諾）を得る必要はないと結論しています．つまり，救急医療の現場で患者本人の意思表示が不可能な場合，侵襲的医療行為を実施するにあたって，家族等に対する同意取得義務ならびに同意取得のための説明義務はないとしています．一方，診療あるいは診療契約締結のための説明義務は家族に対して負っているとしており，やや複雑な考えかたを述べています．さらに立法論として，患者本人の同意取得義務の原則を明文化する際に，救急医療時における「同意不要」を規定すべきである，ともしています［小西．2021．p67-68]54)．

　倫理的見地から救急医療における患者の同意を考えると，倫理の 4 原則の善行（与益），つまり「助けを真に必要としている人を助ける義務がある」との原則によって，判断能力のない患者の救急医療は正当化されると解釈されます．この場合の患者の同意は，法律用語である**暗黙の同意**と見做されます．つまり，もし患者が自らの意思表示が可能であるならば，患者は治療に同意したであろ

※ **刑法 35 条**（正当行為）：法令又は正当な業務による行為は，罰しない．

※ **刑法 37 条**（緊急避難）：自己又は他人の生命，身体，自由又は財産に対する現在の危難を避けるため，やむを得ずにした行為は，これによって生じた害が避けようとした害の程度を超えなかった場合に限り，罰しない．ただし，その程度を超えた行為は，情状により，その刑を減軽し，又は免除することができる．

2　前項の規定は，業務上特別の義務がある者には，適用しない．

※ **民法 698 条**（緊急事務管理）：管理者は，本人の身体，名誉又は財産に対する急迫の危害を免れさせるために事務管理をしたときは，悪意又は重大な過失があるのでなければ，これによって生じた損害を賠償する責任を負わない．

JCOPY 498-14836

うと医師が推定することで治療開始が容認されるのです［Jonsen. 2006, p105-106］[3].

K 認知症患者とインフォームド コンセント（IC）

　救急医療と同様にインフォームド コンセント（IC）の概念が成り立たない状況として，理解力や判断能力，意思表示能力が低下，喪失している認知症患者に対する説明と同意をどのように捉えていくかの問題が挙げられます．この問題については，解説が困難なためなのかあるいは認知症に関する認識が乏しいためなのかはわかりませんが，医療倫理の書籍の多くでは明快な説明がなされていないように思われます．認知症患者において IC を取得することが困難な事案として，① 自身の認知機能の低下を全く認識できていない患者，つまり病識に欠ける患者，② 認知症が進行・悪化した結果，判断能力や意思表示能力の喪失した患者，③ 妄想などに支配され正常な判断能力に欠ける患者などが想定されます．一方，IC を取得しなければならない場面として，① 診断後に抗認知症薬や向精神薬などの薬物療法を開始するとき，② 経過中に発生した身体合併症のなかで手術を要するときなどが想定されます．

　病識に欠ける患者では，自分は病気ではないと主張し医療機関を受診しないことが多いので，この場合には医療現場で IC 取得に至る事態にはならないといえます．しかし，患者によっては家族の説得によってあるいは騙されて（たとえば健診に行こうなどとの理由で）受診してくることもあります．このときには認知症を診断するための検査や診断後の治療の開始に際して IC を取得する必要性が発生してきます．認知症の有無を判断するためあるいは認知症の可能性があるので検査をしましょうと伝えても，患者は病識の欠如のためにそれを拒否することがしばしばみられます．拒否が軽い場合には，医師からの説得などによって患者の同意を得ることが可能になることもありますが，頑強に拒否するときには，患者から同意を得ることができず医療を開始することが不可能になります．病識の欠如している患者から IC を取得することは困難といえるのです．

　認知症が進行・悪化した結果，理解力や判断能力，意思表示能力が喪失している患者では，正当な手順で IC を取得することは不可能と考えられます．そ

もそも法的には診療契約の当事者に該当しないとの解釈も成り立つのです．な
ぜならば，診療契約を締結するためには当事者（患者と医療機関）が互いに対等
な立場でその契約を理解し承諾をする必要があるからです．理解力や判断能
力，意思表示能力が喪失している認知症患者では，その契約内容を理解するこ
とができないことから診療契約の当事者になり得ないのです．この場合も患者
に説明をしたうえで同意を得る作業が成り立たないので，誰から IC を得るか
の問題が浮上してきます．

　妄想などに支配され正常な判断能力が低下をしている患者では，患者の同意
を得たうえで適切な治療を開始することが困難になってきます．精神科では，
措置入院などの強制措置によって IC 取得を免れることができるので，患者の
同意がなくても適切な治療を実施することは可能になりますが，認知症患者で
これに該当しない事案では，治療を開始するときに患者からの IC 取得が必要
になってきます．ここでより具体的な事案を呈示しながらこの問題について考
えてみます．77 歳の女性アルツハイマー型認知症患者の場合です．隣家の人間
が鞄や物干し竿を盗んでいくと訴え警察に何回も通報をしています．家族が患
者を連れて受診してきましたが，検査などを含めて一切の診察を患者は拒否し
ていました．その後，隣人は泥棒であると患者が町内の人々に言いふらすので
隣人は怒っており，息子や娘が謝罪にいくのですが納得せず名誉毀損で訴える
と言っています．そのため家族だけで相談受診をしてきましたが，患者だけで
はなく患者の妄想に影響されて夫も一緒に隣人を責めるようになってきている
とのことでした．介護する家族は，患者ならびに夫の言動や行動に対して疲弊
しています．今後の対策として，妄想の軽減を標的に抗精神病薬の服用が選択
肢に挙がるのですが，果たして患者の同意がない薬剤の処方は許されるので
しょうか．患者自身は拒薬をする可能性が高いので，抗精神病薬のなかで内用
液を家族が患者に黙って味噌汁などに混ぜて服薬させる行為は，医療倫理上で
の問題とならないのでしょうか．おそらく医療現場を知らない人間は，患者に
黙って，あるいは騙して服薬をさせる行為は倫理上許されるものではないと主
張するでしょう．一部の医師は，患者に説明と同意を得たうえで，つまり IC を
取得したうえで処方を行うべきであると言い立てるでしょう．その場合には，
薬物療法を実施せず患者の妄想に家族や隣家が振り回される事態をそのまま看
過するしかないということでしょうか．家族はますます疲弊していき，誹謗中

傷を受ける隣家の人間の怒りはさらに増大し，訴訟という事態に至ってしまう可能性にどう対処したらよいのでしょうか．ICという倫理的法理と現実の医療現場での出来事が対立（衝突）する場面です．このような対立（衝突）する状況について既存の医療倫理は，回答や助言をなにも与えていないのです．

　ついで認知症の経過中に発生した身体合併症のなかで外科的手術が必要な場面におけるICについて考えてみます．患者が手術の必要性を理解できる段階の認知症ならば，患者からICを取得することになんら問題はないでしょう．医療現場で問題になるのは，手術が必要であるという医師からの説明を理解することができない認知症患者における同意をどう取得するかです．手術などの侵襲的医療行為は，患者の一身専属性に属するものです．本来は患者からの同意がなければ，これらの侵襲的医療行為は違法性を阻却できず，刑法上では傷害罪に，民法上では不法行為に該当します．医療行為における同意権限は，患者本人のみにあるのが原則なのです．医療従事者は，成年後見人から手術の同意を得ればよいと考えがちですが，成年後見人は，診療契約の締結といった法律行為に関しては権限を有していますが，手術を受けるか否かは法律行為ではないので成年後見人にはその権限がないのです．一身専属性の視点から，家族から同意を得ることも同様に法律的には有効とはいえないのです．患者本人に判断能力がある間に当該医療行為を受ける意思があったなどの確認が取れる場合，**推定的同意**があるとして取り扱うことができるとされています．しかし，実際には事前に特定の臓器について手術を受けるといった具体的な希望が患者にあったと考えるのは無理があるように思います．また，推定的同意は，患者のその時点での希望であって，医師から病気について説明を受けたうえで同意あるいは希望をしているわけではありません．ICとしては成り立っていないといえるのです．
　手術などの医療行為に対して同意をできない認知症患者では，誰かが患者本人に代わって当該同意を行わなければ，適切な治療を受けられなくなってしまいます．医療現場では，患者本人の意思を尊重するために家族らに当該同意権を与えることが実態として容認されています．しかし，家族が患者本人の意思について最大の理解者であるかは明確ではなく，さらに患者本人と家族あるいは家族間で利益相反が存在するかもしれません．法的には家族が患者本人の意思の代諾権を有するとは言い難いのです．

法律書や医療倫理の書籍には，成年後見人に医療同意権を付与することで判断能力や意思表示能力の喪失した認知症患者が手術などを受けることが可能になるとしばしば記載されています．しかし，2021年12月末における成年後見制度の利用者数が239,933人［最高裁判所事務局家庭局 成年後見関係事件の概況 –令和3年1月～12月，p13］であることを考えると，医療現場で実際に手術が必要と判断される患者が成年被後見人である可能性は極めて低いのではないでしょうか．夫婦の一方が認知症に進展している場合，**民法752条**による協力扶助義務によって，手術に対する同意能力を喪失した配偶者のために，もう一方の配偶者が手術の代諾をすることは，扶助の視点から許容されるかもしれません．直系血族および同居の親族は，互いに扶け合わなければならないという**民法730条**や**民法877条**によって直系血族および兄弟姉妹間には扶養義務規定が存在すると解釈されるともいえるようです．認知症患者に対する侵襲的医療行為の同意については，法的にも倫理的にも定立した根拠を見出し難いのが実情といえるのです．

Ｌ　インフォームド コンセント（IC）に対する疑問

　医療現場では，インフォームド コンセント（IC）の概念が医療行為を開始する際の絶対的な要件であると考えられていますが，これに対する反論や疑問は存在しないのでしょうか．

　小松は，ICが手段化しているとして批判的な論説を展開しています．丁寧な説明をすることがよい医師であることの必要条件とされ，結果が決まっている説明はマニュアル化しやすいので，患者の同意を得るための手段としてICが利用されているのではないかとの疑念を呈しています．医師は，丁寧な説明とともによい診療をしなければならないのですが，マニュアルは一般論しか述べていないので抽象的なことしかいえないのです．私たちは，一般人ではなく固有名を持った個人であり，ひとりの患者と別の患者の間には普遍的な再現性がないことを前提に医療は出発しなければならない，と述べています［小松. 2020,

---

※ **民法752条**（同居，協力及び扶助の義務）：夫婦は同居し，互いに協力し扶助しなければならない．
※ **民法730条**（親族間の扶け合い）：直系血族及び同居の親族は，互いに扶け合わなければならない．
※ **民法877条**（扶養義務者）：直系血族及び兄弟姉妹は，互いに扶養をする義務がある．

JCOPY 498-14836

p45-49][42]. つまり，IC の実態として，医師が説明をすることが主眼となり，同意を得ることが形骸化してきているのではないか，同意を得たからそれでよいだろうとの安易な方向に流れ，よい医療を実施することが軽視されているとして，オーダーメイドの医療の重要性を指摘しているのだと思います.

佐藤は，「IC は，医療の世界で少し前までよく主張された決定概念である．これは，一緒に決めているように錯覚してしまうが，患者が決めるものではなくて，医療者が決めていることについて患者が同意しているものである」と指摘しています[西田ら．2016, p228.（佐藤彰一．アドボケイト活動と「意思決定支援」）][20]．手術の必要性や治療法を決めているのは医師であり，患者らはそれに同意をしているに過ぎないのです．IC は患者の自己決定権に基づくものと考えがちですが，実際には医師が提示したことに対して患者が同意をする権限だけを意味しているものかもしれません.

甲斐は，適切な判断能力を有する成人を患者のイメージとして措定している IC が，生活障害をきたしたり意思疎通が困難となる認知症患者の急増するわが国の状況のなかで，どの程度適合するのか，次第に疑問の目が向けられるようになっている，と指摘しています．さらに IC は，理論的にも実務的にも，もはや限界を迎えた時代遅れなものなのだろうか，との課題を指摘しています[甲斐．2018a, p41][25].

手嶋は，アメリカにおける IC に対する懐疑論の状況を次のように紹介しています．① 患者は，提供される医学情報を評価判断する能力，記憶能力をほとんど有していない．疾病や障害を受けた状態で適切な判断を下すことが常に可能とは考えられない，② 患者は，医学的に不合理な決定をすることで本来の生存可能性や治癒可能性を無駄にしている可能性がある，③ 情報提供のしかたで，同じ情報が提供されても患者の選択した結論が異なる事実がある（医師の説明内容として，悪い話から始めるのとよい結果につながる話から始めるのでは患者の受け入れが異なることを意味しています）．④ 医師の免責との目的を含めて医師の情報提供に重きが置かれ，患者の理解という視点がやや疎かにされている可能性がある，⑤ 自己決定をしたくない患者までもが IC の名の下で自己決定を強制されている（強制的自己決定論）．医学情報の提供は望むが決定をしたいとは必ずしも考えていない患者も一定数存在しており，医療関係者に何かをしてもらいたいことに関心をもつ患者がみられる．ただし，これらの批判に対して反論がみられることも指摘しています[手嶋．2018, p251-253][24].

Ⓜ インフォームド コンセント(IC)と民事・刑事訴訟

　医療行為は，その本来の性質から不確実な要因が多く，患者側からみると望ましくない結果(患者になんらかの後遺症が残り，最悪の結果として死亡するなど)が発生したとき，医療者あるいは医療機関に対して疑念や不信感を抱くことは当然であろうといえます．初川は，「医療現場での医療の全過程において発生する人身事故の全てを含む医療事故に対して，医療過誤とは，医療事故中医療従事者が医療水準の要求する注意義務に違反し被害を発生させることをいう」と述べています［初川. 2016, p134]18)．医療過誤は，法的責任を発生しうる医療事故と解され，広く医療事故に包摂される概念といえるのです．患者や家族らが医療過誤ではないかとの疑念を挟むとき，民事訴訟が提起され，場合によっては刑事事件に進展することもあるのです．その際，民事訴訟では，医師の診断や治療，手術手技などに焦点を当て医療側の過失(注意義務違反)によって有害事象が発生したとの論理で医療側に損害賠償請求がなされることになります．昨今の IC の流布に伴い法律家は，医療側の過失の有無とは別に医療行為をなしたときに IC が成立していなかったことを訴訟の争点にして損害賠償請求をしてくることが増えてきています．つまり，医師が当該の医療行為について十分な説明をしていなかった，その医療行為についての言及が全くなかった，患者はその医療行為について同意をしていなかったなどが訴訟の争点になってくるのです．私たち医師も IC について医療訴訟を防ぐための手段であるとの誤った解釈に陥らず，IC を盾にした医療訴訟に備えた認識や対応スキルを身につけておくことが求められるのです．

　医療過誤に関連する民事・刑事訴訟については拙書［川畑. 2021, p69-99]48)にて詳述していますがここではその概略を紹介します．民事訴訟では，主に**不法行為責任**(民法 709 条)と**債務不履行責任**(民法 415 条)，刑事訴訟では**業務上過失致死傷罪**(刑法 211 条)を問われます．診療契約は，患者と医療機関(開業医ならばその医療法人)との間で成立するものであり，医療機関等に勤務する医師

※ **民法 709 条**(不法行為による損害賠償)：故意又は過失によって他人の権利又は法律上保護される利益を侵害した者は，これによって生じた損害を賠償する責任を負う.

※ **民法 415 条**(債務不履行による損害賠償)：債務者がその債務の本旨に従った履行をしないときは，債権者は，これによって生じた損害の賠償を請求することができる．債務者の責めに帰すべき事由によって履行をすることができなくなったときも，同様とする.

JCOPY 498-14836

は，その施設の開設者等の**履行補助者**とされ契約の当事者には該当しません．
なぜかというと，診療報酬の権利義務は患者と医療機関との間で成立するこ
と，担当医となる勤務医は転勤などでしばしば変わることがあるなどからで
す．ですから診療契約違反となる債務不履行責任として勤務医を訴えることが
できず不法行為責任での追及になります．一方，医療機関は不法行為責任ある
いは債務不履行責任に加えて**使用者責任**（民法715条1項）を問われることもあ
るのです．

N インフォームド アセント

　インフォームド アセントは，「ICを与えるだけの十分な意思決定能力や判断
能力を欠いていてもある程度の意思決定能力や判断能力を有している場合に，
その能力に応じて説明を受けたうえで当該の医療行為やケアに対して賛意や賛
同を行う」ことを意味しており，小児医療の領域で発展してきた概念です．説
明を受けた上で医療行為やケアを拒否する場合には**ディセント**（不賛意）と呼ば
れます．具体的には，患者の病状について適切な気づきを得ることを助ける，
当該の医療行為がなぜ必要なのかを伝える，治療を受けることで得られる利益
と不利益をわかりやすく説明する（たとえば，処方される薬剤の作用や不都合
な出来事が発生する可能性），医療者が提案した治療を受け入れてくれる気持
ちを自ら表してくれるように依頼することになります．インフォームド アセ
ントは，患者の賛同あるいは賛意を得るという点でICと類似した概念ですが，
根本的な違いがみられます．ICでは，自律尊重あるいは自己決定を最優先する
ものであり，患者にとって不利益な選択であっても基本的には患者の意向が尊
重されます，一方，インフォームド アセントでは，その子の望む通りにはなら
ないこともあり，死に直結する決定は基本的には覆されることを基本としてい
ます．インフォームド アセントは，十分な意思決定能力や判断能力をもたない

※ **刑法211条**（業務上過失致死傷等）：業務上必要な注意を怠り，よって人を死傷させた者は，5年
以下の懲役若しくは禁錮又は100万円以下の罰金に処する．重大な過失により人を死傷させた
者も，同様とする．
※ **民法715条1項**（使用者等の責任）：ある事業のために他人を使用する者は，被用者がその事業
の執行について第3者に加えた損害を賠償する責任を負う．ただし，使用者が被用者の選任及
びその事業の監督について相当の注意をしたとき，又は相当の注意をしても損害が生ずべきで
あったときは，この限りでない．

児童あるいは小児が自己の意見を自由に表明できる権利を保証するものなのです．インフォームド アセントが注目される臨床場面として小児を対象とした臨床治験が挙げられます．臨床治験を実施する際，両親あるいは保護者から同意を得る（インフォームド コンセント）ことは法的に義務づけられています．一方，被験者となる小児に対しては，対象とする小児の理解力や判断能力に応じてわかりやすく治験内容を説明することで小児自身が納得し，その治験に参加する賛意あるいは賛同を求めることになります（インフォームド アセント）．インフォームド アセントは，法的に義務づけられている行為ではありませんが，両親や保護者からの同意とは別に取得すべきであるとの考えが主流になってきています．何歳からインフォームド アセントが適用できるかについての明確な規定は存在していませんが，米国小児科学会は IC の対象を 15 歳以上，インフォームド アセントの対象を 7 歳から 14 歳としています [3]．わが国では，「**小児集団における医薬品の臨床試験に関するガイダンスに関する質疑応答集（Q & A）について**」[4] において，アセントを取得すべき年齢として一般的に中学入学以降であれば内容を理解できる年齢であること，概ね 7 歳以上であれば簡単な説明に対して理解可能と考えられること，それ以下でも理解ができると思われる事項について説明すべきである，とされています．

○ 倫理学からみた医師の守秘義務

　古くから医師には患者の秘密を守るべきであるという倫理規定が課せられていますが，わが国の医師法には守秘義務についての規定はないのです．守秘義務についての倫理的規範として，国際的には世界医師会による医の国際倫理綱領，国内では日本医師会による「**医師の職業倫理指針［第 3 版］**」[5] などが挙げられます．後者のなかで「医師が患者情報についての守秘義務を免れるのは，患者本人が同意・承諾して守秘義務を免除した場合か，または患者の利益を守るよりもさらに高次の社会的・公共的な利益がある場合である．（略）さらに，児童虐待の通告，配偶者からの暴力の通報，「養護者」による高齢者虐待の通報など，それらが法律の守秘義務違反とはならないことを明示する法律もある」と記載されています．一方で守秘義務は，もはや時代遅れのほころんだ使いものにならない概念であると考える倫理学者もいるそうです．かつて医療は医師と患者という 2 者間で成り立つ私的な関係であり，医師が患者の個人情報を胸

ひとつにしまい込むことができていたのですが，現在はチーム医療が主流となり，医師以外に看護師や薬剤師，検査技師，リハビリスタッフ，事務職など多数の医療従事者がひとりの患者に関与する状況になっており，患者の個人情報を多数の医療従事者が共有する事態が生じてきています．さらに多くの施設では，電子カルテの普及によって患者の個人情報に医療従事者ならば誰でも容易にアクセスすることが可能になっています．また，医療従事者は，無自覚のうちに公の場で患者の個人情報を漏示してしまっているとの報告もあるようです[浅井．2002, p87-99.（Ⅲ．医療現場のジレンマ．服部健司．第3章 プライバシーと守秘義務）][1].

以下で倫理理論からみた守秘義務の成立根拠について考えてみます．

1 功利主義からみた守秘義務

　帰結主義のひとつである功利主義は，あらゆる行為は目的を果たすための手段であり，その究極的な目的は幸福ないしは利益と考えます．守秘義務という行為に関する規範を利益という目的からみると，患者にとって医師が自分の医療情報を漏洩しないという信頼をもつことができなければ，患者は自分の病歴などを医師に正確に伝えることをしなくなるでしょう．医療現場で患者が正しい情報を提供しないとすると，医師は正確な診断を下したり，適切な治療法をアドバイスしたりできなくなります．この結果，誤診に繋がることになり，これは患者の利益にはなりません．むしろ有害な医療を提供することによって結果として幸福（望ましい医療結果）にならないといえるのです．逆に医師が守秘義務を遵守するという信頼があるからこそ患者は言いたくない情報も医師に伝えることになるのです．その結果，適切な診断や治療が提供されることで患者の利益や幸福が実現されることになります．患者の幸福，つまり医療上の利益を担保できるとの点から守秘義務は遵守されなければならないのです．一方で患者を含む周囲の関係者全員の総和としての最大の幸福が得られると判断されるときには，患者に関する守秘義務を遵守しなくてよいことも功利主義から導き出されることになります．

2 義務論からみた守秘義務

　義務論のなかでカントは，ある行動を起こす際にその行動によって示される

自分のルールが他のすべての人々のルールとなりうるか否かによってその行動が純粋に道徳的に正しい行為であるか否かが決定されるとしています．守秘義務についてこの考えかたを援用してみますと，患者に関する医療情報を漏洩するかしないかについて「守秘義務を守る必要はない」と「守秘義務は守るべきである」のどちらがあらゆる医療従事者にとってルールとなりうるかが争点になってきます．「守秘義務を守る必要がない」が医療従事者全体のルールになったとしたら，患者にとって知られたくない個人情報がすべての医療従事者に知れ渡ることになり，守秘義務ということ自体が意味をなさなくなってしまいます．また，診療のために必要な医療情報を患者が医師に伝えなくなることから正確な診断に繋がらない結果になります．「守秘義務を守る必要はない」というルールは医療従事者の間で普遍化することができないのでこのルールは却下されることになるのです．

③ 徳倫理学からみた守秘義務

患者の秘密を守ることを約束の視点から解釈すると，「約束を守るのが善いことであるのは，純粋に自然的な事実として，われわれは目的達成のために協力しなければならず，約束という習慣は人々が協力するための最も効果的な方法だからである」［ラッセル．2015, p24(ダニエル・C・ラッセル．第1章 徳倫理学・幸福・善き生.)]13)ということになります．約束を守るという徳倫理学での有徳から守秘義務を説明することが可能といえます．有徳な医師ならば，患者の秘密を漏洩しない，つまり守秘義務は当然遵守されるべきものとなるはずです．

Ⓟ 法律からみた医師の守秘義務とその解除の事由

法的には，**刑法 134 条**(秘密漏示)の「医師，薬剤師，医薬品販売業者，助産師，弁護士，弁護人，公証人又はこれらの職にあった者が，正当な理由がないのに，その業務上取り扱ったことについて知り得た人の秘密を漏らしたときは，6月以下の懲役又は10万円以下の罰金に処する」によって医師には守秘義務が課せられており，「正当な理由」がない限り，第3者に患者の医療情報を漏洩すると守秘義務違反を問われることになります．しかし，状況によって守秘義務が解除される場合もあるのです．ここでは医師の守秘義務が解除されると想定されている「正当な理由」について考えてみます 表3 ．

JCOPY 498-14836

表3 守秘義務が解除されると想定される「正当な理由」

- 本人の同意がある場合
- 感染情報の届出（感染症の予防及び感染症の患者に対する医療に関する法律12条）
- 麻薬中毒患者の届出（麻薬及び向精神薬取締法58条の2第1項）
- 児童虐待疑いの児童を発見したとき（児童虐待の防止等に関する法律6条1項，3項）
- 高齢者虐待が疑われる事案を認識したとき（高齢者虐待の防止，高齢者の養護者に対する支援等に関する法律7条1項，3項）
- 配偶者から暴力を受けていると判断されたとき（配偶者からの暴力の防止及び被害者の保護に関する法律6条2項，3項）
- 弁護士会を通じての照会（弁護士法23条の2）
- 院内における患者の診療やケアのための情報共有
- 他者に対する深刻な害（生命の危機）が想定される場合（警告義務）
- 患者の死を家族らに伝える場合

　感染症の予防及び感染症の患者に対する医療に関する法律12条において，厚生労働省令が定める感染症を診断した医師は，直ちにあるいは7日以内に氏名や年齢など定められた事項を最寄りの保健所長を経由して都道府県知事に届け出る義務があります．届出を怠った場合には50万円以下の罰金に処せられます（**同法77条1項**）．

　麻薬及び向精神薬取締法58条の2第1項（医師の届出等）で，診察の結果，受診者が麻薬中毒者であると診断したときは，医師は速やかにその者の氏名や住所，年齢，性別その他厚生労働省令で定める事項をその者の居住地の都道府県知事に届け出なければならないとされていますが，注意すべきことは届出先が警察ではなく都道府県知事という点です．患者の違法薬物の使用に関して，警察への通報を医師に義務づけた法律は存在しないのです．したがって診療中に患者が違法薬物を使用していることが判明した場合，警察に通報しなかったからといってその医師が法令違反に問われることはないのです．しかし，公務員の医師は，**刑事訴訟法239条2項**によってその職務を行うことにより犯罪があると思料するときは，告発をしなければならないことから犯罪を告発する義務を課されています．しかし，この場合でも治療の必要性などが「正当な理由」

※　**刑事訴訟法239条**：何人でも，犯罪があると思料するときは，告発をすることができる．
　　2　官吏又は公吏は，その職務を行うことにより犯罪があると思料するときは，告発をしなければならない．

に該当することから守秘義務を優先しても支障はないと考えられます．罰則としては，前記58条の2第1項の規定に違反した者は，6月以下の懲役また20万円以下の罰金または両方を科せられます．

Column 5

違法薬物の通報が医師の守秘義務に反しないとした判例（最高裁第1小法廷 決定 平成17年7月19日）がみられます．被告人は同棲相手と口論になり右腰背部に3cmの刺創を負い，国立病院に搬送されています．診療した医師は，刺創が腎臓に達していることを疑い，尿検査の実施を説明するのですが被告人が拒否しています．最終的には縫合手術のために麻酔をかけることを説明し，その際に採尿管を入れることを被告人に告げていますが拒絶することなく手術が実施されました．診察時に被告人は興奮状態であり，刃物で自分の背中を刺したと説明していることから，薬物による影響の可能性を考え簡易な薬物検査を実施したところ，アンフェタミンの陽性反応が出ました．その後，来院した被告人の両親に被告人の尿から覚醒剤反応があったことを告げ，両親の了解を得た上で最寄りの警察署に通報しました．被告弁護士は，① 担当医師が被告人から尿を採取して薬物検査をした行為は被告人の承諾なく強行された医療行為であって，このような行為をする医療上の必要もない，② 同医師が被告人の尿中から覚醒剤反応が出たことを警察官に通報した行為は，医師の守秘義務に違反している，③ 警察官が同医師の上記行為を利用して被告人の尿を押収したものであるから，令状主義の精神に反する重大な違法があり被告人の尿に関する鑑定書等の証拠能力はない，と主張しています．最高裁の決定要旨は，① 同医師は，救急患者に対する治療の目的で，被告人から尿を採取し，採取した尿について薬物検査を行ったものであって，医療上の必要があったと認められるから，たとえ同医師がこれにつき被告人から承諾を得ていたと認められないとしても，同医師のした上記行為は，医療行為として違法であるとはいえない．② 医師が必要な治療または検査の過程で採取した患者の尿から違法な薬物の成分を検出した場合に，これを捜査機関に通報することは，正当行為として許容されるものであって，医師の守秘義務に違反しないというべきである．

JCOPY 498-14836

児童虐待の防止等に関する法律 6 条 1 項では，児童虐待を受けたと思われる児童を発見した者は，速やかに市町村，都道府県の設置する福祉事務所などに通告しなければならないとされていますが，**同条 3 項**で「刑法(明治 40 年法律第 45 号)の秘密漏示罪の規定その他の守秘義務に関する法律の規定は，第 1 項の規定による通告をする義務の遵守を妨げるものと解釈してはならない」とされ，医師の通報が守秘義務違反にならないことを明記しています．届出を怠った場合でも罰則の規定はありません．

　高齢者虐待の防止，高齢者の養護者に対する支援等に関する法律 5 条 1 項は，養介護施設や病院，保健所その他高齢者の福祉に業務上関係のある団体および養介護施設従事者等，医師，保健師，弁護士その他高齢者の福祉に職務上関係のある者は，高齢者虐待の早期発見に努めなければならない，としており，**同法 7 条 1 項**によって高齢者虐待を受けたと思われる高齢者を発見した者は，当該高齢者の生命または身体に重大な危険が生じている場合，速やかに市町村に通報しなければならない，と規定されています．**同法 7 条 3 項**は，「刑法の秘密漏示罪の規定その他の守秘義務に関する法律の規定は，前 2 項の規定による通報をすることを妨げるものと解釈してはならない」とされ，通報が守秘義務違反にならないことを明記しています．通報をしなかった場合でも罰則はありません．

　配偶者からの暴力の防止及び被害者の保護に関する法律 6 条 2 項では，医師は，配偶者からの暴力によって負傷しまたは疾病にかかったと認められる者を発見したときは，配偶者暴力相談支援センターまたは警察官に通報することができるとしています．**同条 3 項**における「刑法(明治 40 年法律第 45 号)の秘密漏示罪の規定その他の守秘義務に関する法律の規定は，前 2 項の規定により通報することを妨げるものと解釈してはならない」の規定から，医師による通報は守秘義務違反に該当しないといえます．

　他者に対する深刻な害(生命の危機)が想定される場合に守秘義務が解除される可能性が指摘されていますが，医療現場ではその深刻な害をどう判断するかが難しいところです．倫理学の書籍ではしばしば以下の事案が呈示されています．**タラソフ事件**と呼ばれるもので 1969 年に生じた事件です．ポターは精神病

患者であり，カリフォルニア大学関連の病院で心理療法を受けていました．彼は，「ある女性（ポターはこの女性にふられていた）が外国から帰国したら殺害するつもりだ」と心理療法士に告げています（ポターは女性の名前を明かしませんでしたが周囲の人々にはその女性が誰かは容易に確認できたのです）．この告白をされた医療従事者らは，ポターを精神病院で診察すべきであるとし警察に身柄を拘束するよう要請し，警察は短期間の拘束を行ったのですが，ポターは理性的状態であると判断され釈放されました．その後，その女性（タラソフ）がブラジルから帰国してまもなくポターはタラソフを殺害してしまったのです．誰ひとりとして彼女の両親に彼女の危機を警告した者はいませんでした．両親がカリフォルニア大学理事会らを相手に損害賠償訴訟を起こし，1976年にカリフォルニア最高裁判所は判決を下しています．多数意見として，専門家たちには守秘義務が解除されるだけではなく，狙われている人物に対する警告義務があったとしています．つまり前記の心理療法士は，その患者によって犠牲になる可能性のあった人物に対しても法的義務を負っていると判断されたのです［赤林．2017，p184-185．（稲葉一人，奈良雅俊．第10章 守秘義務と個人情報保護．）][23]．この判決では，特定の人物に危害が加えられる深刻な危険があるならば，診療の過程で知り得た患者の機密情報を守る義務よりも危害から守るために妥当な手段を取るべき義務が優先されるということになります．

　この判決結果では，第3者の保護義務が守秘義務よりも優先されることになりますが，医療現場ではこの両者をどのように比較考量していくかが問題になります．この課題について米国の臨床医・医療倫理者であるロウは以下のように述べています［Lo. 2020, p43-44][41]．守秘義務と第3者への危害の考量は，法的規制や公衆衛生，裁判例を通じて決定されることになり，以下の条件がすべて揃うときに守秘義務の解除が保証されるとしています．① 識別可能な第3者に対する潜在的危害が重大である，② 第3者の生命に対する危害が高い，③ 危険にさらされている人に警告する，あるいは保護するための手段が他に存在しない，④ 守秘義務が解除されることで危険にさらされている第3者が危害を回避できる手段を確保できる，⑤ 守秘義務解除によって患者が被る害が最小限に抑えられること．

　医療現場で守秘義務と第3者の保護義務が相克する場合として，HIV陽性患者の配偶者や性的パートナーに対する通知の是非や遺伝情報の取り扱い（家族

JCOPY 498-14836

に通知するか否か，将来生まれてくる子どもへの配慮）などが想定されます．次項でこれらについて考えてみます．

Q HIV などの感染者における守秘義務

　HIV や梅毒，淋病などに罹患している患者において配偶者や性的パートナーへの病名告知は倫理的に正当化されるのでしょうか．倫理の 4 原則のひとつである自律尊重（自己決定）に従うならば，配偶者や性的パートナーへの告知は患者自身の自由意思に委ねられることになります．もちろん医師が患者に告知をするよう勧めることは可能ですが，家庭が崩壊する，離婚の可能性がある，性的関係が崩れるなどの理由で患者が配偶者や性的パートナーに真実を伝えることを拒否した場合，守秘義務を遵守するか否かで難しい判断を迫られます．一方，倫理の 4 原則の善行（与益）や無危害の原則を重視するならば，配偶者や性的パートナーの感染を防止する，あるいはすでに感染をしているならば適切な治療を受けられるように保護すべきであることから，告知をすることは倫理的に正当化されるとも考えられます．この場合には，善行（与益）や無危害の原則が配偶者などの第 3 者にも適用されることが前提になります．医療現場でしばしば遭遇する自律尊重と善行（与益）・無危害が対立（衝突）する場面です．稲葉らは，この問題についてタラソフ事件と対比しながら以下のように解説をしています［赤林．2017，p189-190．（稲葉一人，奈良雅俊．第 10 章 守秘義務と個人情報保護．）］[23]．配偶者や性的パートナーは，感染という重大な危害を被る可能性が高いのですが，タラソフ事件との間に道徳的に重要な違いがなければ警告義務の視点から配偶者や性的パートナーを保護する義務は守秘義務よりも優先され，違いが存在するならば医師の守秘義務は解除されず告知をすることは正当化されないと考えるべきです．銃で撃たれることと HIV に感染することは危害として同じではない，コンドームの使用を約束させながら患者を説得するなどの方法で配偶者や性的パートナーを保護することが可能なことから，両者を同一視することは難しいといえます．この点から倫理的に告知を正当化する理由はないので守秘義務は遵守されるべきとされることになります．しかし，患者への説得を繰り返すなかで患者が配偶者や性的パートナーへの告知を依然として拒否している場合には，最後の手段として医師から配偶者や性的パートナーへの告知は正当化されるとも述べています．その根拠として，患者が感染予防のた

めのしかるべき手段をとらず，また自分で通知することに同意しない場合を除いて，守秘義務は遵守されねばならないという**原則の特定化**(p.9 参照)によって正当化されることを挙げています．守秘義務ならびに自律尊重を特定化することで配偶者や性的パートナーへの告知は倫理的に正当化されうるのです．

　前記は，倫理の 4 原則からの解説になるのですが，功利主義の観点からはどのような結論を導き出せるのでしょうか．医師に求められるのは関係者の効用を最大化させる行為であり，**行為功利主義**では，告知によって患者に不利益が生じるかもしれませんが，配偶者や性的パートナーは感染の機会を回避でき，すでに感染をしているときには適切な検査や治療を受けることができる，未告知の場合には配偶者や性的パートナーへの感染が致死的になる，配偶者や性的パートナーから他の人間に感染が広がる可能性があると解釈され，告知によって配偶者や性的パートナーを含む関係者の効用が最大化されることになるので，告知をすることは許容されることになります．**規則功利主義**では，効用が最大になる規則に従って行為をすることが医師に求められており，配偶者や性的パートナーに告知すべきであるとの規則が実行された場合，HIV などの感染を疑う患者の多くは医療機関を受診しなくなるおそれがあること，他の症状で受診した患者が感染している危険などを医師に伝えることを控えることになるので，長期的にみると感染症が社会に蔓延することになって公衆衛生上好ましくない結果が予想されると考えられます［赤林．2017，p39-40．(奈良雅俊．第 2 章 倫理理論)］[23]．規則功利主義は，私たちの道徳的直観をよりよく説明することができるとされますが，この感染症告知の場合にも当てはまるのでしょうか．医療現場に即して考えると，感染症に罹患した結果，不都合な症状が出てきている(たとえば，HIV 感染で異常な全身倦怠感を感じている，淋病では激烈な排尿時痛など)ことから，患者は，症状の軽減あるいは治癒を希望する場合がほとんどでしょう．配偶者や性的パートナーに告知されるとしても自身の病気を治したいと考える患者のほうがはるかに多いのではないでしょうか．症状が重篤なほど，あるいは生命への危険度が高いほど，患者には医療機関を受診する動機がより高くなるといえます．ですから，規則功利主義が唱える受診を控えるおそれはやや机上の空論のように思えます．一部の患者では，医療機関で自身の感染を伝えないことがあったとしても多くの患者ではそのような行動を選択するとは思えず，感染症が社会に無条件で蔓延するとは必ずしもいえないと考

JCOPY 498-14836

えるべきでしょう．また，患者が自身の感染を正直に話さなくても医師は診療の過程でその感染症を鑑別診断に挙げ検査を進めることになるので，患者が真実を告げなくても自ずとその感染症の存在が明らかになることが多いのです．規制功利主義が導き出す HIV などの感染症に対する守秘義務についての結論は，医療現場の実態と乖離したものといえます．

Ⓡ　倫理からみた遺伝情報の取り扱い

　まず考えなければならないことは，遺伝情報を他の医療情報と区別し特別に保護すべきものとして捉えるか，あるいは別枠で扱うのではなく他の医療情報と同様の扱いとするかの問題が挙げられます．遺伝情報が及ぼす負の側面として，妊娠や出産の躊躇，社会的差別や偏見（婚姻の拒否や就業拒否，各種保険への加入制限など）などが想定されます．この問題は，診療録の管理にも影響を及ぼすことになり，遺伝情報を特別のものと見做すならば，院内で独立の病歴カルテ内で管理すべきであり，特別としないならば通常のカルテの一部として扱うことになります．ちなみに現行の民事訴訟法では，遺伝情報といえども他の個人情報や医療情報と区別して扱っていません．ですから訴訟では，遺伝情報は，他の医療情報あるいは診療録とともに重要な証拠になり得るのです．

　ここでは，遺伝性疾患の存在が明らかになった場合における本人ならびに家族への情報開示という視点から考えてみます．遺伝情報などに関する指針として，人を対象とする医学系研究に関する倫理指針（平成26年文部科学省・厚生労働省告示第3号）とヒトゲノム・遺伝子解析研究に関する倫理指針（平成25年文部科学省・厚生労働省・経済産業省告示第1号）が今まであったのですが，両者には共通点が多いことからこれらを廃止し，2021年3月に新たな指針として「**人を対象とする生命科学・医学系研究に関する倫理指針**」[5]が制定されています．この指針には，ヒト由来の資料・情報を用いたヒトゲノムおよび遺伝子の構造や機能，遺伝子の変異や発現に関する考えかたも含まれています．遺伝情報を含めた研究によって得られた結果などの説明について以下のように取り決めています．

① 研究責任者は，当該研究により得られる結果について研究対象者への説明方針を定め研究計画書に記載しなければならない．

② 研究対象者らが当該研究により得られた結果等の説明を希望しない場合には，その意思を尊重しなければならない（研究対象の本人が説明や開示を求めている場合には，説明や開示が速やかになされるのは当然のことです）．ただし，その場合であってもその結果などが研究対象者やその血縁者らの生命に重大な影響を与えることが判明し，かつ有効な対処方法があるときには研究責任者に報告しなければならない．研究責任者は，その結果説明の可否などについて倫理委員会に諮問しなければならない（これらの事項は，遺伝性疾患の存在が判明した場合にも当てはまり，患者本人がその結果の通知を拒否するときには，その希望に従うようにします）．

③ 倫理委員会の意見を踏まえ，再度研究対象者の意向を確認し，なお説明を希望しないときには説明をしてはならない．

④ 研究対象者の同意がない場合には，得られた結果などを研究対象者以外の者に対して原則として説明をしてはならない．ただし，その血縁者らが得られた結果などの説明を希望するときには，その理由や必要性などを考慮し説明の可否について倫理委員会の意見を聴いた上で必要と判断したときにはその限りではない（遺伝性疾患の存在が判明した患者の家族らが結果の通知を希望する場合には，必要に応じて結果を家族らに通知をしてもよいと解することができます）．

⑤ 相談実施体制については，遺伝情報を取り扱う場合には遺伝カウンセリングを実施する者や遺伝医療の専門家との連携が確保できるよう努めなければならない．

　この文脈から読みとれることは，本人が遺伝情報の開示を拒否している場合であってもその血縁者らが情報の開示を求めている場合には，倫理委員会の意見などを踏まえて開示をすることが可能であるということのようです．

　日本医学会による「**医療における遺伝学的検査・診断に関するガイドライン**」[6] では，被験者に対する守秘義務と血縁者への結果説明について次の点を明らかにしています．① 遺伝学的検査で得られた個人の遺伝情報は，被検者の同意なく血縁者を含む第3者に開示すべきではない，② 被検者の診断結果が血縁者の健康管理に役立ち，その情報なしには有効な予防や治療に結びつけることができないと考えられる場合には，血縁者らに開示をすることも考慮される

JCOPY 498-14836

が，その際被検者の同意を得ることが原則である，③ 例外的に，被検者の同意が得られない場合であっても血縁者の不利益を防止する観点から血縁者らへの結果開示を考慮する場合もあり得る．その際には担当医師の単独の判断ではなく，倫理カンファレンスや当該医療機関の倫理委員会に諮るなどの対応が必要である．

●参考文献
[1] 神谷　遊. 判例評釈 未成年者への医療行為と親権者による同意の拒否. 判例タイムズ. 2007: 1249 号: 58-62.
[2] 厚生労働省 人生の最終段階における医療の普及・啓発の在り方に関する検討会: 人生の最終段階における医療に関する意識調査 報告書. 平成 30 年 3 月.
[3] Committee on Bioethics, American Academy of Pediatrics. Informed consent, parental permission, and assent in pediatric practice. Pediatrics. 1995: 95: 314-7.
[4] 厚生労働省 医薬局審査管理課. 小児集団における医薬品の臨床試験に関するガイダンスに関する質疑応答集(Q & A)について (事務連絡　平成 13 年 6 月 22 日).
[5] 文部科学省 厚生労働省 経済産業省 告示第 1 号. 人を対象とする生命科学・医学系研究に関する倫理指針. 令和 3 年 3 月 23 日.
[6] 日本医学会. 医療における遺伝学的検査・診断に関するガイドライン. 2011 年 2 月. 2022 年 3 月改定.

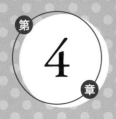

倫理学, 医療倫理からみた 安楽死・尊厳死

安楽死・尊厳死は, 人生の終わりのときに患者や家族のみならず, 私たち医師を含めた医療従事者の間で深刻な葛藤を生み出すことが少なくありません. 安楽死・尊厳死を求める患者や家族の希望を受け入れるのか, あるいは**殺人罪**(刑法 199 条)や**自殺関与・同意殺人**(刑法 202 条)に問われる可能性を否定できないことからそれを拒否するのか医師としてジレンマを感じることも多いといえます. 昨今の医療は, 自律尊重, 自己決定権に基づいたインフォームド コンセントの理念が広く根づいていますが, 果たして自律尊重, 自己決定権は, 安楽死・尊厳死までも正当化し得るのでしょうか. 自律尊重, 自己決定権は, 個人の死をも選択できる絶対的なものなのでしょうか. 本章では, 倫理学, 医療倫理からみた安楽死・尊厳死の是非を考えるとともに法的な視点からの課題についても考えていきます.

A 安楽死・尊厳死の定義

医事法辞典［甲斐. 2018b, p6-7][26)]では, 安楽死を「死期が切迫した病者の激しい肉体的苦痛を病者の要求に基づいて緩和・除去し, 病者に安らかな死を迎えさせる行為」と定義しています. 安楽死は, 求められる要件から以下のように分類されています.

① **純粋安楽死**：生命の短縮を目的とせずに患者の苦痛を除去する場合.
② **間接的安楽死**：患者の苦痛を緩和する措置をとった結果(たとえば投薬の副作用), 死期が早まった場合.
③ **消極的安楽死**：積極的な延命治療(たとえば, 人工呼吸器を装着する)を行わないことで死期を早めた場合.
④ **積極的安楽死**：医療者による積極的な生命短縮行為(たとえば, 致死的薬剤の投与)によって患者を苦痛から解放する場合.

JCOPY 498-14836

純粋安楽死以外の安楽死は，法的解釈では殺人罪(刑法199条)，自殺関与・同意殺人(刑法202条)に該当する可能性を否定できません．

　また，本人の意思からみた分類として以下のように考えることもできます．本人の求めあるいは意思に応じて行われる**自発的安楽死**，本人の求めや意思がないところで行われる**非自発的安楽死**，本人の意思に反して行われる**反自発的安楽死**です．医師が致死薬などを処方し，本人が自らの意思で服薬をすることで自死に至るものは，**医師の幇助による自殺**(Physician-Assisted Suicide; PAS)と呼ばれています．

　尊厳死は，医事法辞典［甲斐. 2018b，p369-370]26)では，「新たな延命医療技術の利用が，患者に苦痛を与えることを避けるために，人工延命処置を拒否し，医師が患者を死にゆくに任せることを指す」としています．手嶋は，尊厳死を「回復不能な末期状態の患者に対して，人間としての尊厳を害しないで死を迎えさせるために，延命治療を開始せず，あるいは開始した延命治療を中止する場合」と述べています［手嶋. 2018, p310]24)．日本学術会議 臨床医学委員会終末期医療分科会による「**終末期医療のあり方について—亜急性期の終末について—**」[1]では，尊厳死を「過剰な医療を避け尊厳を持って自然の死を迎えさせること」と定め，過剰な医療を中止・不開始した結果，起きる死は「自然死」(natural death)とみなすことを提言しています．日本病院会による『**「尊厳死」—人のやすらかな自然の死についての考察—**』[2]では，「自分が不治かつ末期の病態になった時，自分の意思により無意味な延命措置を差し控えまたは中止し，人間としての尊厳を保ちながら死を迎えること」を尊厳死としています．

　尊厳死は，消極的安楽死に該当すると論じられることが多いのですが，厳密には両者は異なる概念であることを理解しておきたいものです **表4**．手嶋は，安楽死が死を招来する行為の要求であるのに対して，尊厳死は自然な死のプロセスを求める治療義務の限界が問題になる，と指摘しています［手嶋. 2018, p310]24)．前記の「終末期医療のあり方について—亜急性型の終末期について—」では，「安楽死は，耐え難い苦痛に襲われている死期の迫った人に致死的な薬剤を投与して死なせるものである．これに対し，尊厳死は，過剰な医療を避け尊厳を持って自然な死を迎えさせることを出発点として論じられている概念である．このように安楽死と尊厳死とは本来は異なった概念であり，尊厳死を安楽死の一部と位置づけることには慎重であるべきである」としています．

表 4 安楽死と尊厳死

	安楽死	尊厳死
対象となる者	意識障害の有無は問われない(むしろ明示的な意思表示が必要なことから意識障害がないことが必要)	多くは意識障害のある患者である
主な目的	死期が近く耐えがたい苦痛を除去することが主目的	苦痛除去が目的ではなく,人間としての尊厳を保ちながら自然の死を迎える
緩和ケアの意義	緩和ケアの発達や普及などで安楽死を避けることが可能	緩和ケアでは対応できないことが多い
死期	死期が迫っていることが前提	必ずしもその時点で死期が迫っているわけではない
医療行為	医療行為の中止が問題になることがある	医療行為ではなく看護・介護(ケア)が優先される

B 倫理学における意図と予見

　積極的安楽死と間接的安楽死との間に倫理的に重要な違いがあるのか否かを考える際に**意図**と**予見**の概念がしばしば用いられています.この2つの概念を理解しておくことが安楽死の議論を進めるうえで必要になってきます.積極的安楽死は,致死薬などの投与によって意図的に患者を死に至らしめる行為ですが,間接的安楽死は,患者の苦痛を緩和するために鎮痛剤や鎮静剤を使用すれば,患者の死期が早まるかもしれないと予見しながらそれらを投与する行為です.終末期あるいは遷延性植物状態の患者における治療の中止も予見の概念で説明が可能です.治療の中止は,患者の利益にならない,あるいは医師の治療義務の限界(解除)を理由に無益な治療をやめて病気の自然経過に任せる行為であり,患者の死は予見されるのですが死を意図して治療を中止するわけではありません.積極的安楽死は,患者の死を予見したうえで医師が意図して関わる行為ですが,間接的安楽死や治療の不開始あるいは中止(消極的安楽死)は,患者の死は予見されるのですが意図するわけではない行為といえるのです.意図した行為の結果には責任(殺人罪に問われるなど)が生じますが単に予見されただけの結果には責任が生じないことになるのです.いずれも結果として患者は死亡するのですがその経緯が異なることから,**二重結果の原理(二重結果論)**と

呼ばれています．本来の意味は，中世の神学者であるトマス アクィナスが「故意による殺人は正当化されないが，脅威に対して自分の命を守るために加害者を殺すしかない（自己防衛）とするならば，この殺人は道徳的に許されるかもしれない」としたことであり，結果として殺人という行為になるのですが，故意によるものと自己防衛との間では経緯が異なることから道徳的意味合いもまた異なるとするものです．たとえば，殺すという意図をもって殺人を犯す場合と脅されて銃を突きつけられたときに自分の生命を守るために相手を殺す場合では，結果として相手を殺害することになるのですが，後者では自分を守ることを意図したのであって相手を殺すことを意図したわけではないのです．

　しかしながら，この意図と予見は明確に区別され得るものでしょうか．まず行為者の意図をどう明確化し規定できるかの問題があります．人が意図するという行為あるいは思考が意味することは曖昧であり不明瞭なことが少なくありません．積極的安楽死を例に取りますと，医師は患者の苦痛を緩和するという意図だけをもって致死薬を投与したのであり，患者が死亡することを意図した，あるいは予見したわけではなく，死亡は副次的な結果に過ぎないと主張することもできるのです．

ⓒ 作為と不作為は道徳的に同じなのか，異なるものなのか

　私たちは，自分が積極的に行なった行為（作為）に対して責任を負っており，自分がしなかった行為（不作為）に対して責任をもつわけではないのが原則といえます．自分では選択できたにもかかわらずそれを行わなかったことに対しても責任を負わされるのは不合理極まりないことだと思います．治療の中止は，積極的治療を実際に行わなかったとの意味で不作為に該当し，致死薬などを投与するのは作為に該当します．医療現場では，治療行為をしないこと（不作為）によって患者が死亡するよりもある行為を実行することで患者を死なせる（作為）ほうがより悪いと考えられがちです．具体的な例を挙げると，消極的安楽死（積極的な延命治療を行わないことで死期を早めた場合）は許されるが，積極的安楽死（積極的な生命短縮行為によって患者を苦痛から解放する場合）は許容されないと主張されているのは周知の通りです．スロートは，行為ではなく共感の視点から，私たちは，自らが直接に知覚した対象に対していっそう共感的であり，意思決定や選択をする際にも今まさに起こっている事態に対してより敏

感な共感反応を示すとしています. さらに他者に対して苦痛を因果的に引き起こす, あるいは加える行為に対して, 私たちは感情的にたじろくが, その動揺の仕方や程度は, 他者の苦痛を成り行きに任せた場合とは異なる, と述べています. この共感的な反応の違いから, 「他の条件が等しい限り, 殺害や加害は, 死や被害を成り行き任せにすることよりも, 道徳的に悪い」と結論しています [スロート. 2021, p65-69][56]. スロートの考えでは, 直接的に死に至らしめる積極的安楽死(作為)は, 死にゆくままに任せる消極的安楽死(不作為)に比して道徳的に悪い行為に該当するのです.

しかし, この作為と不作為の区別を重視する考えかたに対する反論として, 1)作為と不作為を明確に区別することができない, 2)作為と不作為の区別に道徳上の意味はない, とする倫理上の考えもあるのです. たとえば, 人工呼吸器の不具合を補正するために数秒間スイッチを切る必要があるとき, 責任者が意図的にスイッチを入れ直さないという不作為と人工呼吸器のスイッチを切るという作為の間に概念上の明確な区別はないとされています. また, 作為と不作為との間に道徳的に重要な違いがない根拠として, レイチェルズが考えた以下の事案が倫理学の書籍ではしばしば紹介されています.「スミスは, 遺産を手に入れるために, 6歳のいとこを事故にみせかけて浴槽で死亡させる(作為). 他方, ジョーンズは, 遺産を得るためにいとこを溺死させる意図をもって浴室に忍びこんだが, いとこは転倒して浴槽で溺れていた. ジョーンズはいとこを容易に救出できたにもかかわらず溺死するまで見守っていた(不作為)」[赤林. 2017, p314.（水野俊誠. 前田正一. 第16章 終末期医療)][23]. 浅井は,「殺すことと死ぬにまかせることは違うか」と「意図した結果と単に予見しただけの結果に違いはあるか」(いわゆる二重結果の原則)は重要な問題であるが, 倫理学の書籍の多くでは両者とも倫理的差異はないとの結論が出ている, と記しています [浅井. 2002, p171.（Ⅳ. 誕生と終末期に関するジレンマ. 浅井 篤. 第3章 安楽死)][1]. とくに功利主義では, 意図と予見, 作為と不作為, 積極的に行うことと放置することの間での違いを重視しないことが多いとされています. 結論として医療倫理では, 作為と不作為を明確に区別することができない, 作為と不作為との間に道徳的に重要な違いはない, とする考えが優勢なようです. この考えを敷衍すると, 医療現場で生命維持治療, たとえば人工呼吸器を装着しないこと(差し控え, 不開始)と実施されている人工呼吸器の装着を中止することは, 道徳的に同じなのか異なるのかが実際の問題として浮上してきます. 前述したように

JCOPY 498-14836

人工呼吸器の装着を開始しない場合(不作為)には，医師が直接患者の死に与るわけではなく道徳的な責任を感じることは少ないといえます．一方，すでに人工呼吸器を装着している患者からそれを外す，つまり中止をすること(作為)は患者の死に直結することになり，医師としての道義的責任や心理的負担を感じることがあるといえます．作為と不作為あるいは治療の不開始と中止の間に道徳的に重要な違いがないといわれても，医師にとっては，生命維持治療の差し控え(不開始)と中止は，直観的に異なるものであり，中止の選択は，医療の専門家としての罪悪感や心理的負担が大きいと考えられます．

D　オランダにおける安楽死容認の経緯とその実情

　オランダを含むルクセンブルク3国をはじめとしていくつかの諸外国では，患者の要請に基づいて患者を致死させること，すなわち安楽死が法律で容認されています．オランダでは，2001年に**要請に基づく生命の終焉および自殺幇助(審査手続)法**(オランダ安楽死法)が成立し，翌年から施行されました．誤解をしてはならないことですが，オランダでも安楽死が直接容認されているわけではないのです．オランダでは，刑法293条(要請に基づく生命終結の禁止)，刑法294条(自殺幇助の禁止)が規定され，安楽死は犯罪に該当し，処罰の対象になっているのです．では，なぜオランダでは安楽死が容認されているのかというと，前記刑法293条に追加条項がなされ，安楽死法に定める**注意深さの要件**(次項で解説)を遵守し安楽死を実行した後，当該医師が市の検察官に通知をした場合には，違法性が阻却される，つまり犯罪には該当しないとされているからです．事実上では安楽死の不起訴処分が認められることになったのです．この法律が成立するまでには，1973年のポストマ医師事件(脳血管障害の後遺症で苦しんでいる実母を娘であるポストマ医師がモルヒネ200 mgを投与して致死させた事件)や1985年に最高裁判所が判決を下したアルクマール事件(難聴と視力障害をもつ95歳女性が頻繁に意識消失発作を繰り返した結果，患者が安楽死を望んだことから，担当医が息子らの許可を得て安楽死を実施した事件．1983年にアルクマール地方裁判所は無罪判決．上告されたアムステルダム高等裁判所は逆転有罪判決．1985年オランダ最高裁判所は，高裁判決を破棄しハーグ高等裁判所に差し戻され，医師の無罪が確定しています)，1991年のシャボット事件(長年夫の暴力を受けていた50歳女性が離婚後，生き甲斐であった

2人の息子が自殺および悪性腫瘍で相次いで死亡したことから，生きる望みを失い，医師による安楽死を希望します．自発的安楽死協会を経由してシャボット医師を紹介され，合計24時間にわたる医師と患者の面接を通じて自殺幇助が実施されています．地裁ならびに高裁では無罪判決が出ましたが，オランダ最高裁判所は，精神的苦痛が理由で自殺幇助を求められた場合，担当医師以外に最低もうひとりの医師が独立に直接診察をしない限り緊急避難は適用できないとして有罪，ただし刑罰なしの判決を下しています）などの裁判を通じて全国的な安楽死をめぐる議論が展開された歴史的経緯がみられるのです．

　オランダにおける2019年の安楽死数は6,361件であり，病名として，がん4,100件，神経系408件，循環器251件，肺疾患187件，認知症162件，複合性疾患846件などとなっています．安楽死担当医としては，ホームドクターが圧倒的に多く5,290件になっています．安楽死の場所としては，自宅5,098件が最も多く，次いでホスピスなど581件，ナーシングホーム273件，ケアホーム231件の順になっています［盛永. 2020, p107-110］[35]．

E　オランダにおける安楽死をめぐる手順

　オランダにおける安楽死に至る手順を解説します［盛永. 2020, p7-12, 松田. 2021, p17-21］[35,57]．

① 対象は，原則として18歳以上の患者になっています．16歳から18歳未満の未成年者では，患者の希望に両親の片方または両方もしくは後見人がその決定に加わった後ならば，医師はこれに従うことができます．12歳から16歳未満では，両親の片方または両方もしくは後見人が同意をすれば，安楽死は可能とされています．
② 安楽死は，主治医ひとりの判断ではできず，独立したもうひとりの医師に相談し，その医師が主治医と同じ見解であることが求められます．
③ 安楽死または自死介助を実施した医師は，その結果を所定の書類を添えて自治体の検察官に届け出ることが義務づけられています．検察官は，検死を行い遺体に不自然な点がないかを確認します．問題がなければ，遺体は埋葬あるいは火葬されます．

JCOPY 498-14836

表5 オランダ安楽死法2章2条1項の「注意深さの要件」

① 患者の要請が自発的かつ十分に考慮されたものであることを確信し
② 患者の苦痛が耐えがたく解放される見込みのないものであると確信し
③ 患者に対してその状態および見込みについて説明し
④ 患者の状態への合理的な代替案が他に存在しないという結論に患者と一緒に達しており
⑤ 別の独立した医師に相談を行い，当該独立した医師が患者を診察し上記の4点についての医師の評価に合意しており
⑥ 安楽死を慎重な方法で実行した場合

(盛永審一郎. 認知症患者安楽死裁判. 丸善; 2020, p.8 から著者作成)

④ 検察官は，検死報告書や医師から出された書類などを安楽死審査委員会(RIE)に送付します．そこで安楽死の是非が検討されることになります．RIEでは，安楽死法2章2条1項に規定されている**注意深さの要件 表5** が満たされているかどうかを検討したうえで裁定を下すことになっています．RIE は，オランダ全国で5か所に設置され，委員は，法律家の委員長と医師ならびに倫理学者の3名以上で構成され，任期は6年となっています．

⑤ 前記の6要件が満たされている場合には，安楽死を行った医師は，刑法293条(要請に基づく生命終結の禁止)ならびに刑法294条(自殺幇助の禁止)の罪に問われないことになっています．裁定結果は，6週以内に実施した医師に通知され，この案件は終了になります．

⑥ 前記6要件を満たしていないと裁定されたとき，裁定結果は，健康管理局査察官に送付され，地域医療懲戒委員会で審議され，訴追されないかあるいは戒告，譴責，免許停止などの措置がとられます．また，事案によっては検察に裁定結果が送付され，検察官の捜査によって訴追・刑事事件あるいは不起訴処分が下されます．以下で取り上げている事案 2016-85 では，地域医療懲戒委員会によって医師に譴責処分が下されましたが，中央医療懲戒委員会に控訴し戒告処分に減じられています．一方，同案件は，2018 年 11 月 9 日，検察によって医師が刑事訴追される事態になっています．オランダでの安楽死法施行後，初めて安楽死を幇助した医師が訴追されたことから注目を集めることになったのです．

表6 事案 2016-85 の安楽死に至る臨床経過

1941 年：出生. 元幼稚園教師.

2007 年：もの忘れ症状が出現し進行・悪化.

2012 年 9 月 11 日：アルツハイマー型認知症と診断される.

2012 年 10 月 20 日：オランダ安楽死協会の安楽死要請書に署名. 同時に認知症条項（認知症のどの段階で安楽死を望むかを記した文書）に署名. 医療上の事前意思決定と委任状に署名（夫を代諾者）

2015 年 1 月 13 日：患者は安楽死要請の改訂型認知症条項に署名. 「本当に私は認知症の高齢者のための施設に置かれたくないのです. ……私は私の要求に従って安楽死がかなえられることを信じています」

2015 年 12 月：この頃から週 5 日のデイサービスに通う.

2016 年 3 月 3 日：フローレンス介護施設に入所. 被告医師が患者の主治医になる.

2016 年 3 月 10 日：患者は，認知症という言葉をもはや理解できない，落ち着きがなく混乱している.

2016 年 3 月 22 日：患者が死にたいと 1 日に少なくとも 20 回言っているとの報告. 安楽死の適応の可能性について医師と夫が相談を開始.

2016 年 3 月 25 日：被告医師は，さまざまな専門家，老人ホームの専門マネジャー，看護師，相談医らと協議.

2016 年 3 月 29 日：相談医は，患者が病気について洞察できず，認知症との認識に欠け，意思能力がないと判断した. 被告医師は，安楽死の「注意深さの要件」を検討. SCEN 医師（内科医）に相談.

2016 年 4 月 5 日：チームディスカッションにて患者の状態と彼女の書面による安楽死要請について話し合い.

2016 年 4 月 19 日：安楽死のすべての「注意深さの要件」が満たされると判断（SCEN 医師の報告書）.

2016 年 4 月 22 日：介護施設で被告医師によって患者の生命の終結が行われた.

（盛永審一郎. 認知症患者安楽死裁判. 丸善; 2020, p.1-5 から著者抜粋作成）

F オランダでの認知症患者の安楽死裁判

　2018 年 11 月 9 日，安楽死を幇助した医師が初めて刑事被告として訴追された事件は，事案 2016-85 と呼ばれるものです. 以下で安楽死に至る経緯と裁判結果をまとめてみます［盛永. 2020, p1-16］[35].

　事案の概要 表6 ：訴追された被告医師は，1950 年生まれで 2016 年 5 月に退職するまで介護施設で老人医学の専門医として認知症や精神疾患をもつ患者の診療とケアに従事していました. 患者は，元幼稚園教師の 74 歳女性で母親と兄弟がいずれも認知症に罹患しており，患者自身も認知症になることを恐れてい

ました.

　被告医師から提出された書類を審査した安楽死審査委員会(RIE)は,注意深さの要件の①と⑥を満たしていないと裁定しています.審査結果は,安楽死審査委員会から健康管理局査察官に送付され,調査を担った地域医療懲戒委員会は,被告医師が安楽死の手順から逸脱し,こっそり安楽死を行ったと裁定しています.その理由として以下の2点を挙げています.(1)安楽死申請書には「安楽死をしたくなったら,自分でその旨を伝えます」と記載されていたが,安楽死直前に患者からそのような明示的要請あるいは希望は出されなかった(医師が自分の判断で安楽死を施行している).(2)患者と話せなくなっても医師は,「今,死にたいですか」,「今安楽死を行うのは,あなたはどうお考えですか」と何度も尋ねるべきであった.言葉によらなくても患者の感情の動きを見極め,リアクションを観察すべきであった.その結果,医師に譴責処分が科されています.その決定に対して医師は,中央医療懲戒委員会に控訴し戒告処分に減じられています.さらに,医師は検察から訴追され,オランダで安楽死法が施行されて以来,初めて医師が訴追されたのです.

　2019年9月11日,ハーグ地方裁判所は,患者による事前意思表示書に明白な要請が存在するので,「最終確認は必要ではなかった」として 表5 の①は満たされること,安楽死の手順をきちんと確認していることから,「法律の要件はすべて満たされていた」として謀殺罪に問われた被告医師に無罪判決を下しました.ハーグ地方裁判所の判決内容の抜粋は以下の通りです〔盛永.2020,p116-125から引用抜粋〕[35].

① 自己の意思を表明できない16歳以上の患者が,この状況に陥る以前に自己の利益について合理的な判断をすることができ,かつ生命終結のための要請を含む書面を作成していた場合,医師はこの要請に従うことができる.
② 意思決定能力を欠く患者の願いや苦しみについて口頭での検証は不可能である.患者が高度認知症であるという現在の状況を考えると,患者の今の生死の願望について尋ねることは容疑者(被告医師)の義務ではなかった.
③ 保健福祉スポーツ省大臣の意見として,「意思表示書は,具体的な生命終結要請と同じステータスを持つ.このどちらか一方があれば医師は安楽死法に記載されている注意深さの要件を遵守する限り,患者の望み通りにすることを法

は正当化する」を挙げて，患者が意思表示をできなくなった場合，書面による指示書が「いま」の意思とみなされる．

④ 裁判所は，患者の(安楽死を実行する際に最終的な)意思確認については，それの法的義務が存在するとしても必要性を認めない．患者が生命終結を希望したり希望しなかったりといった矛盾した発言を(安楽死実行を決める際の)絶対的判断基準と捉える必要はないと認定する．

⑤ 被告医師は，患者の自発的で熟慮された要請を関連する状況を考慮した上で考察し注意深い方法で行ったと認定し，安楽死法で規定されている注意深さの要件を満たしていたと判断する．

　　ハーグ地方裁判所の判決では，安楽死実施直前において患者本人の最終意思確認を行うことは，一定の場合には全く不要であると結論づけています．本事案では，安楽死実行時の最終意思確認は必要とされず，約3.5年前ならびに1年前に作成された患者本人の事前意思表示書に則って安楽死が実行されたことは違法でないと判断しているのです．

　　検察側の上告によって最高裁判所に判断が求められ2020年4月21日判決が下され，上告は棄却され地方裁判所の判決が確定しています．以下に判断の要旨を示します [盛永. 2020, p111-115 から引用抜粋][35]．

① 認知症によって意思表示ができない患者であっても，事前に作成された意思表示書に基づく安楽死実行の可能性は存在する．その場合でも，安楽死法が規定するすべての注意深さの要件が満たされなければならない．

② 高度認知症患者の場合には，生命終結の要請が認められるか否かについてひとりではなく2人の独立した医師に事前に相談をする必要がある．

③ 高度認知症患者であっても耐えがたい苦しみがある場合，事前意思指示書に安楽死を要請したいと記述してあれば，高度認知症で苦しみ続ける必要はなく，注意深さの要件を遵守して安楽死はできると安楽死法に明記されている．

Ⓖ 法律からみた安楽死・尊厳死

　　安楽死に関する議論で忘れてはならないことは，わが国では生命を短縮させ

る行為，つまり本人の同意があっても他人が手を下して死亡させる行為は，違法性を阻却（違法性を否定し犯罪として成立しないこと）する事由にならず，犯罪行為に該当するとされるのです．安楽死は，純粋安楽死以外すべて作為あるいは不作為にかかわらず自然の死期に先立って患者の死を早めることから，刑法上で**殺人罪**（刑法 199 条）あるいは**自殺関与・同意殺人**（刑法 202 条）に該当する可能性を否定できません．法律からみた**安楽死**について学説上の見解を武藤の論説［甲斐．2018a，p136-144．（武藤眞朗．第 12 章 安楽死）][25]を援用しながら考えていきます．

① **純粋安楽死**：医療行為として生命を短縮させるわけではないので，殺人罪や自殺関与・同意殺人に該当せず処罰の対象にならないといえます．

② **消極的安楽死**：理論的には，治療行為の中止，不作為による殺人罪が成立する余地があります．生命維持措置を開始しない（不作為）場合には，患者本人がそれを希望しないのであれば作為義務は解除（治療をする義務がなくなる）されることになり，殺人罪は成立しないとする学説と殺人罪は成立するが患者の承諾によって違法性が阻却されるとする学説が主張されています．すでに実施している生命維持措置の中止については，患者が中止を承諾している場合には生命維持措置を継続する義務（作為行為）は解除（義務の消失）され殺人罪は否定されるとする学説と中止によって死期を早めることになるので中止行為として殺人罪の該当性を肯定したうえで違法性の問題として扱うべきであるとする学説に分かれています．つまり，治療行為の中止と不作為（治療を開始しないこと）いずれも殺人罪に該当しないとする考えと殺人罪に該当することを認めたうえで違法性を阻却できるかを判断する，ことになると考えられています．

③ **間説的安楽死**：治療行為によって死期が早まることを医師が認識している点で殺人罪または自殺関与・同意殺人に該当すると考えられます．学説では，間接的安楽死が社会的相当行為であるとして，違法性の阻却を認めようとする見解や緊急避難の 1 類型として生命維持と苦痛緩和の両者を比較することで違法性の阻却を認めようとする見解，医師の決定によって優越的利益を決定させる見解などがあります．

④ **積極的安楽死**：前記 3 つの安楽死では，一定の条件下で許容されることがある点で異論はないのですが，積極的安楽死はそもそも許容されるかどうかについて見解に対立がみられます．有力な学説は，患者の自己決定権を正当化原理

JCOPY 498-14836

の中核にする見解です. 一方, 人の生命を意図的に短縮する行為は, もはや治療行為とはいえず規範論理的にも殺人を正当化することはできないことから, 積極的安楽死が許容される余地はないとの見解も強く主張されています.

　法的には安楽死と殺人との間には微妙な関係性が成り立つともいえるのです. とりわけ医師が法的責任を問われるのは積極的安楽死に関与した場合であろうと思われます.

　法律からみた**尊厳死**については, 城下の論説［甲斐. 2010, p96-99.（城下裕二. 第8章 終末期医療(安楽死・尊厳死)）][7]を援用しながら説明をしていきます.

① 尊厳死とは, 治療不可能な末期状態の患者について生命維持治療を中止することにより自然な死を迎えさせる(＝死にゆくにまかせる)こととされています. ですから苦痛からの解放という患者にとっての客観的利益の問題ではなく, 望まない治療を強制されないという主観的利益の実現が問題になるそうです.
② 刑法上では, いままで治療を継続してきた患者に対してそれ以上の治療を継続しないあるいは中止をすることが不作為による**自殺関与・同意殺人**(刑法202条)に該当しないかの問題が出てきます.
③ 東海大学病院事件の判決から, 治療中止は, 患者の自己決定権と医師の治療義務の限界(解除)を根拠として正当化される余地があると解されます. 患者に意思表示能力がない場合には患者の推定的同意, さらに家族の意思表示が有力な証拠になります.
④ 医師が治療行為を開始するときには患者の同意が必須であることから, 患者には治療を拒絶する権利も求められることになります. そこで治療を開始しない(不開始)という自己決定権が肯定されるならば, 開始された治療を中止する自己決定権も論理的に肯定されることになります.
⑤ これまで継続してきた治療を中止することは, 刑法上では不作為(期待された行為を行わないこと)に該当し, それが許容されるのは作為義務(治療義務)が解除されることが要件になり, 患者が末期に至り死を回避できる可能性がなくなったときにこの治療義務は解除されることになります.
⑥ 尊厳死を法的に正当化できるのは, 患者の自己決定権と医師の治療義務の限

JCOPY 498-14836

界の双方が必要といえるようです．患者の自己決定権だけで尊厳死を容認すると，刑法上では自殺関与・同意殺人罪に該当する恐れがあること，意思能力の喪失した患者では，推定的同意という他者による同意の推定がなされることから本来の自己決定と異なることなどの問題が出てきます．患者の自己決定権と医師の治療義務の限界を統合しようとする見解が有力に主張されているそうです．

⑦ 本人の事前の意思表示(リビングウイルあるいはアドバンス ディレクティブ)がある場合でも，意思表示に関する時間経過の問題，つまりこれらを記載したときの本人の意思と終末期の意思が一致しているのか否かの判断ができないことが課題になってきます．また家族による代行判断には本人の意思の擬制(著者註: 広辞苑第7版によると，実際の性質が異なったものを同一のものとみなし，同一の法律上の効果を与えること)という難点が常につきまといます．

　甲斐は，尊厳死問題を法的，倫理的ルール化する際の基本的視点について以下の点を指摘しています[甲斐．2018c，p124-127][27]．

①「疑わしきは生命の利益に」という基本的視点が不可欠である．たとえば，患者本人の意思をなんら確認することなく，医師が一方的に当該延命治療を無意味とか無益という価値判断を押しつけてはならないことを意味します．
②「人間の尊厳」を保障すること．延命のために患者を医療技術の単なる手段にしないこと，さらに過剰な延命について具体的に呈示をする必要性を指摘しています．
③ 尊厳死となる対象を明確にすること．尊厳死の対象としてがんの末期から慢性疾患，認知症，神経難病など多様であり，それぞれに相応して延命治療の内容を再確認する必要があります．
④ 患者の意思確認が重要である．患者の事前指示があればよいが，現実には患者の意思が必ずしも十分に明確でない場合やまったく明確でない場合が多いのが現実です．後者の場合，代行判断を採用できるかを疑問としています．家族が代行判断をできるのかあるいはその判断が適法であるのかは慎重な議論が必要であると指摘しています．患者の意思の探求にもかかわらず，真意が不明なときには，「疑わしきは生命の利益に」の原則に則り，生命保護を優先すべきであると考えます．

H わが国における安楽死をめぐる事件・裁判

わが国でみられた安楽死をめぐる代表的な事件・裁判例を紹介します.

1 山内事件（1961年）

被告は父A，母Bの間の長男として生れ，家業の農業に精励し部落の青年団長などを勤めたこともある真面目な青年でした．父Aは，昭和31年10月に脳卒中を発症，昭和34年の再発後，全身不随となり食事はもとより大小便の始末まですべて家人の介助が必要になっています．昭和36年7月頃から食欲低下，拘縮した上下肢を動かす度に激痛を訴え，「早く死にたい」，「殺してくれ」と大声で口走るのを聞き，子として堪えられない気持に駆られ，父を病苦より免れさせることこそ父親に対する最後の孝養であると考え，同人を殺害しようと決意するに至りました．8月27日午前5時頃，被告方に配達されていた牛乳180cc 1本に使い残しの有機燐殺虫剤E・P・Nを少量混入し，同日午前7時30分頃事情を知らない母Bが父Aに牛乳を飲ませ，同人を有機燐中毒により死亡させました．

控訴審の判決（名古屋高裁 昭和37年12月22日）では，安楽死の違法性が阻却される要件として以下の6項目を示しています.

① 病者が現代医学の知識と技術からみて不治の病に冒され，しかもその死が目前に迫っていること

② 病者の苦痛が甚しく何人も真にこれを見るに忍びない程度のものなること

③ もっぱら病者の死苦の緩和の目的でなされたこと

④ 病者の意識がなお明瞭であって意思を表明できる場合には，本人の真摯な嘱託又は承諾のあること

⑤ 医師の手によることを本則とし，これにより得ない場合には医師により得ない首肯するに足る特別な事情があること

⑥ その方法が倫理的にも妥当なものとして認容しうるものなること

判決では，①から③の要件は充足するが医師の介在がないことならびに有機燐殺虫剤の混入という倫理的に認容しがたい方法を取っていることから，懲役1年，執行猶予3年を言い渡しています.

JCOPY 498-14836

② 東海大学病院事件(1991年)

　多発性骨髄腫で入院していた58歳の男性は，各種抗がん剤やインターフェロン療法などを施行するも効果に乏しく病状は徐々に悪化していき，腎機能障害や高カルシウム血症などを併発してきました．その頃から家族による治療中止の希望が執拗になされたのですが，医師団の説明と説得でなんとか必要な治療は継続されていました．その後，患者は痛み刺激に反応しなくなり，呼吸も深大性からいびき呼吸，Cheyne-Stokes 呼吸を呈するようになり，「自然の状態で死なせてあげたいので点滴やフォーリーカテーテルも全部抜いてほしい」，「早く家に連れて帰りたい．楽にしてやってください」などと家族から懇願されたので点滴やカテーテルの抜去，吸痰の中止などが指示されました．さらに長男から患者が示すいびき呼吸に耐えられないから「楽にしてやってください」といわれ，いびきを抑えるために被告医師は，ホリゾン® 4 mg を20秒で静注，セレネース® 2 mg を10秒くらいで静注しています．それでも患者のいびき呼吸は抑えられず，長男のさらなる強硬な申し入れに対して被告医師はワソラン® を通常使用の倍量を静注，さらに塩化カリウム製剤(KCL)20 mL を原液のまま左腕に静脈注射をして死亡に至らしめた経緯がみられます．ワソラン® 静注以降の行為が刑法199条の殺人罪に該当するとのことで起訴され，殺人罪で有罪判決(懲役2年，執行猶予2年)が下されています．

　この判決では，医師による末期患者に対する致死行為が積極的安楽死として許容される4つの要件 表7-1 を示しています．本事件では患者は痛みに対する反応を欠き危篤状態であったことから肉体的苦痛はなかったこと，患者の明示的な意思表示がないことから積極的安楽死は成立しないと判示しています．また，本事件では，積極的安楽死に至る行為の前に消極的安楽死に該当する行為(点滴の中止やフォーリーカテーテル抜去など)も実施されています．判決のなかで一般論として治療行為の中止が許容されるための要件，つまり消極的安楽死が許容される3要件も述べています 表7-2 ．この要件の解説として，① 患者の死が回避不可能であるか否かの判断は，複数の医師による反復した診断によることが望ましい，② 中止する治療行為は死に対する影響度によって相対的に考えられ，死に対する影響が少ない行為の中止は早い段階から認められ，死に結びつく行為はまさに死が迫った段階に至って中止が許される，③ 患者の意思表示は現実的に末期あるいは終末期の段階で確認できないことがはるかに多

表 7-1 医師の致死行為が積極的安楽死として許容されるための要件

① 患者が耐えがたい肉体的苦痛に苦しんでいること.
② 患者は死が避けられず，その死期が迫っていること.
③ 患者の肉体的苦痛を除去・緩和するために方法を尽くし他に代替手段がないこと.
④ 生命の短縮を承諾する患者の明示の意思表示があること.

表 7-2 治療行為の中止が許容されるための要件

① 患者が治癒不可能な病気に冒され，回復の見込みがなく死が避けられない末期状態にあること.
② 治療行為の中止を求める患者の意思表示が存在し，それは治療行為の中止を行う時点で存在すること.
③ 治療行為の中止の対象となる措置は，薬物投与，化学療法，人工透析，人工呼吸器，輸血，栄養・水分補強など，疾病を治療するための治療措置および対症療法である治療措置，さらには生命維持のための治療措置など，すべてが対象となる.

(川畑信也. 医師が知っておきたい法律の知識 医療現場からみた医事法解説. 中外医学社; 2021. 表 21，22 を再掲)

いこと，その場合には患者の推定的同意によることが是認される(著者註: 患者の明確な意思表示がないときには推定的同意によっても治療を中止することが可能となる)と記載されています.

　積極的安楽死には患者の明示的な意思表示が必要であるのに対して消極的安楽死では推定的な意思表示(家族らによる推定的同意)でも足りるとしている点で両者に大きな違いが存在しています. 安楽死に関する現在の学説としては，安楽死は原則として違法であるが，極めて厳格な要件の下で例外的に正当化の余地があるとする見解が多数を占めているとされています. その根拠として，患者の意思(安楽死を望む旨の患者の自己決定)に加えて社会的相当性(安楽死を相当とする状況の存在)または客観的優越利益(生存期間延長の利益よりも苦痛除去の利益が優越すること)が存在すれば安楽死が許容されると考えるものが多い，としています［米村．2016，p184］[17].

3 川崎協同病院事件(1998 年)

　患者は，当時 58 歳で仕事帰りの車内で気管支喘息の重積発作を起こし，心肺停止状態で病院に運び込まれています. 救命措置により心肺は蘇生しましたが意識は戻らず，低酸素性脳症として人工呼吸器が装着された状態でした. 同病院の医師(呼吸器内科部長)は，患者の妻や子らと会い病院搬送に至る経緯につ

いて説明し，患者の意識回復は難しく植物状態となる可能性が高いことなどの病状を説明しています．その後，患者に自発呼吸が出現したことから人工呼吸器が取り外されましたが気管内チューブは残されました．入院7日目，被告医師は脳の回復は期待できないと判断するとともに患者の妻や子らに病状を説明し，呼吸状態が悪化した場合に再び人工呼吸器を付けることはしない旨の了解を得るとともに気管内チューブについては抜管すると窒息の危険性があることからすぐには抜けないことなどを告げています．入院10日目，チューブの交換時期に至り，抜管したが呼吸状態の悪化が観察され「管が抜けるような状態ではありませんでした」などと言って再挿管をしています．12日目には急変時に心肺蘇生措置を行わないことなどを家族との間で確認しています．入院後，以下の抜管時までの期間で脳波などの検査は実施されませんでした．患者本人の終末期における事前の意思表示も明らかではありません．15日目，妻から「みんなで考えたことなので抜管してほしい．今日の夜に集まるので今日お願いします」などと言われたことから午後6時頃，患者の回復をあきらめた家族からの要請に基づき死亡することを認識しながら抜管し，その後，呼吸確保の措置もとらなかったのですが，患者が身体をのけぞらせるなどして苦悶様呼吸を始めたため，鎮静剤のセルシン®やドルミカム®を静脈注射しますが鎮静を図れず，同僚医師の助言によって筋弛緩剤であるミオブロック®3アンプルを静脈注射し患者を死に至らしめています．

　一審の横浜地裁(2005年)は，尊厳を保ち自然の死を迎えたいという患者の自己決定権と終末期における意味のない治療を継続する義務はないとする医師の治療義務の限界(解除)の2点から，被告医師の行為の正当性を否定し殺人罪の成立を認め懲役3年執行猶予5年の判決を下しています．二審の東京高裁は，一審の自己決定権と治療義務の限界について批判的な論理を展開しつつ最終的には殺人罪の成立を認めていますが，抜管の要請が家族からなされたことから事後的にこの点を非難するのは酷であるとして懲役1年6月執行猶予3年に減刑しています．最高裁の判決は以下のように簡略なものです．「被害者が気管支喘息の重積発作を起こして入院した後，本件抜管時までに同人の余命等を判断するために必要とされる脳波等の検査は実施されておらず，発症からいまだ2週間の時点でもあり，その回復可能性や余命について的確な判断を下せる状況にはなかったものと認められる．そして，被害者は，本件時，昏睡状態にあっ

たものであるところ，本件気管内チューブの抜管は，被害者の回復をあきらめた家族からの要請に基づき行われたものであるが，その要請は上記の状況から認められるとおり被害者の病状等について適切な情報が伝えられた上でされたものではなく，上記抜管行為が被害者の推定的意思に基づくということもできない．以上によれば，上記抜管行為は，法律上許容される治療中止には当たらないというべきである」として気管内チューブの抜管行為をミオブロック® の投与行為と併せ殺人行為を構成するとした原判断(高裁)は正当である，と結論しています．つまり，医師の治療中止行為(挿管チューブの抜管)と積極的安楽死(筋弛緩剤の投与)の両方を罪として認定しています．

4 射水市民病院事件（2006年）

2000年9月から2005年10月にかけてがんなどで回復の見込みがなく，意識がない患者7人の人工呼吸器が外科医によって取り外され患者が死亡した事件です．7人の患者の年齢は50歳代から90歳代であり，1人は家族を通じて本人の同意があり6人については家族のみの同意が得られていた旨の報道がなされています．2008年に2名の医師が殺人容疑で書類送検されたのですが，2009年に嫌疑不十分として不起訴処分になっています．新聞報道によると，富山地検は，患者の死は切迫しており人工呼吸器を外したために死期が早まったのではない，医師に殺意がない，人工呼吸器の取り外しと患者の死との間の因果関係に疑いが残るなどを理由に殺人罪は成立しないと結論づけたようです［甲斐，2018b，p46］[26]．

I 倫理からみた医師による自殺幇助

医師が患者の死を早める手助けをする方法として致死薬を直接患者に投与する行為は，おそらく殺人行為に該当するといえます．では，患者が任意で服用できる致死薬を処方する行為，つまり，医師は直接投与に関与せず，その薬を服用するかどうかの決定が患者自身の手中にある場合には違法行為といえるのでしょうか．医師が患者の自殺の手段を提供するという文脈で**医師の幇助による自殺**(Physician-Assisted Suicide; PAS)と呼ばれるものです．オランダやスイス，米国のオレゴン州などでは合法とされていますが，わが国では，**刑法202条**(自殺関与及び同意殺人)の「人を教唆し若しくは幇助して自殺させ，又

は人をその嘱託を受け若しくはその承諾を得て殺した者は，6月以上7年以下の懲役又は禁錮に処する」によって自殺幇助は違法行為とされています．PASをめぐる倫理的妥当性についての論説を紹介します［Jonsen. 2006, p169-175］[3]．

　自殺幇助の反対論として以下の根拠が挙げられています．

① 宗教的教えから自分や他人を守る目的以外で人命を直接奪うことは禁じられている．これは世俗の倫理においても同様である．
② 生命の救助と維持，生活の質の改善が医療倫理で強調されてきた原則であり，致死薬処方は医療倫理に反する行為である．
③ たとえ患者の依頼であっても医師が重病人が死ぬのを手助けした場合，医療職に対する一般市民や他の患者からの信頼が失われる．
④ 医師による自殺幇助が許容されると，死を希望する意思表示をしていない患者についても拡大解釈され許容される可能性が高くなるかもしれない．

　自殺幇助の擁護として以下の反論がみられます．

①「殺すことと，死なせること」の区別が疑わしいことから，治療の中止と直接殺すことは道徳的に同じであり，もし前者が許されるならば，後者も許されるべきである．
② 自分の生命について自律尊重の原則から，生命を終わらせる手段を取ることが認められるべきであり，これには苦痛を与えずに効率よく実施できる者の援助が含まれる．
③ 人は苦痛や苦しみに耐えることを強制されるべきではなく，彼らの依頼に応じてそのような負担を軽減する者は，倫理的，すなわち同情と自律性尊重に基づき行動をしている．
④ 苦痛や障害といった負担は延命に成功した医学的介入の結果であり，そのような結果をもたらした人々には，このような結果に耐えられないという患者の意向を尊重する義務がある．

　ジョンセンらは，自殺幇助の依頼を受けた医師の対応について以下を提言しています．自殺幇助に反対の立場ならば，良心にかけて自分は協力できないと患者に伝えつつ，お互いが納得できる選択肢をみつけるために患者との徹底的

な話し合いを提案しなければならない。それでも患者が自殺幇助を要求する場合には医師は担当を外れること、または緩和ケアのみを提供することを提案できる。自殺幇助に賛成の立場を取る医師は、ごく一部の地域を除いて自殺幇助が違法あるいは犯罪行為であることを認識しなければならない。その場合、医師は法的責任を負うリスクを覚悟しなければならないし、その結果を熟知したうえで自殺幇助を実施すべきである。

Ｊ　倫理理論から考える安楽死の是非

　安楽死あるいは医師の幇助による自殺は、患者本人の**死ぬ権利**として倫理的に許容されるものなのかを考えてみます。有馬は、死ぬ権利の擁護論として、個人の自己決定ならびに患者の利益、医療費の高騰の3要件、死ぬ権利の限界（批判論）として、社会的弱者への脅威ならびに生命の神聖さ、人の尊厳の2要件を詳細に検討し、両者を比較考量した結果、① 人の命あるいは存在そのものに内在的価値があるとの考えに依拠し、原則としてそれ以上生き続けても本人の利益にならないことがわかっていてかつ本人が死にたいと思っていることは、人の生命を短縮することが正当化できるといえるための十分な理由にならない、② 例外として、限度を超えた苦痛がある場合に限り、人の生命を短縮することが正当化できる、③ 生命維持医療を見送ったり致死薬の処方や投与を受けたりして死期を早めることが例外的に望ましいといえることがあるとしても、「これこれの場合には生命維持医療の見送りや致死薬の使用が容認される」という内容のルールをつくって公にすることはあくまでも正当化できない、としています［有馬．2020．p498-507］[37]。

　ダンとホープは、自発的安楽死（判断能力のある人間が、自身の死を意図して自身の死をもたらすような行為を要請する場合の安楽死）について最善の利益の文脈から以下のように述べています。① 死ぬよりも生きている方がどんな場合でも患者の最善の利益になると主張する人がいる。しかしながら、苦しむことに関するいくつかの事例に照らした場合、そのような見解を正当化することは難しい。② 今死ぬ方が長引く苦痛な死を味わうよりも最善の利益となるならば、またさらに、患者が殺されることを望んでいるならば、人を殺すことはもはや不正ではない。死が害悪ではなく便益となる場合で、しかも本人が死を望んでいるとき、人を殺すことは不正ではない。そして、結論として、自発的積

極的安楽死が原則として不正であるという見解を否定する，他人の苦しみの犠牲の上に道徳的純潔感を求めるのは倒錯である，と述べています［ダン，ホープ．2020，p14-37］[36]．

　児玉は，積極的安楽死が倫理的に許容されるかについて以下の4つの論点を検討しています．

① 積極的安楽死は，仮に本人の自発的意思があっても殺人に他ならないことから決して許されない．しかし，例外的な状況として自殺（積極的安楽死もこれに該当する）が合理的な選択肢と考えられることもありうる．たとえば，耐え難い苦痛があり死期がまじかに迫っていると予想される場合，死の他にそれを回避する手段がないと判断されるときには積極的安楽死は許容されうる．

② 緩和ケアがあるのだから，安楽死を選ぶ必要はないとの議論が想定される．しかし，緩和ケアがあるから安楽死を選択できないとの論理は，当人の利益や自己決定を無視した介入であり，むしろ両者を選択肢として用意することが適切ではないかと考えられる．

③ 医師による自殺の幇助（PAS）は倫理的に許されるが積極的安楽死は認められないという議論もありうる．患者の求めに応じて致死薬を処方するのと投与することに倫理的な違いはないと考えられる．また，PAS は許されるが積極的安楽死は禁じられるとすると，不公平が生じる．たとえば，運動ニューロン疾患のために自分で致死薬を服用できない患者にとって安楽死をすることができないことになる．

④ 積極的安楽死を合法化すると，**すべりやすい坂論法**（p.10 参照）によって自発的安楽死だけではなく，非自発的あるいは反自発的安楽死まで許容されかねないことから，認めるべきではない．しかし，反自発的安楽死が増えるかどうかは明らかではないし，そのような可能性を最小限にする努力を我々はすべきであろう．安楽死を一切禁じるのは，これ以外に苦しみを短くすることができない人々から選択の自由を奪うことを意味するだろう［児玉．2020，p102-111］[34]．

　義務論の代表とされるカントは，「汝の人格の中にも他のすべての人の人格の中にもある人間性を，汝がいつも同時に目的として用い，決して単に手段としてのみ用いない，というようなふうに行為せよ」［土岐．2005，p298］[2]，「理性的存在者はすべて，そのおのおのが自己自身と他のすべての者とを決して単に

手段としてのみ扱わず，常に同時に目的それ自体として扱うべし」［土岐. 2005, p305]²⁾と述べています．人間は，目的自体として存在しており，目的を達成するための手段としてのみ存在するのではないということです．たとえば，新しい治療法を患者本人の承諾なしに実施することは，その患者の人間性を単なる手段として扱っているのであり，道徳法則に反する行為といえるのです．カントは，自殺の是非について人間は単に手段として用いられるべきではなく，あらゆる行為において常に目的自体とみなされることから，私という人間を勝手に扱って不具にしたり病気にしたり殺したりすることはできないとし，自殺は道徳法則に反する行為であると断じています［土岐. 2005, p299]²⁾．人格はお金で売り買いができないことから，単なる手段ではなく目的自体として扱われるべきであり，病苦のために延命されたくないあるいは長生きしたくないと考え，安楽死を望むのは手段としてまた自分自身を使用することになり，生きるという目的と相反することになるのです．また，自己に対する義務の視点からカントは，自ら命を絶つことが普遍的自然法則（道徳律）になりうるかを検討し，生命を破壊する行為を自らの法則（行動指針あるいは行動原理）とするような自然は，自己自身に矛盾し，それゆえに自然として存続しないので普遍的自然法則になり得ず，自己に対する義務に背くことになるとしています［土岐. 2005, p286-287]²⁾．難解な文章ですが，児玉は，「本来，快楽や苦痛というのは人間が何を求め，何を避けるべきかを知らせる機能を果たしているのだから，生きるのに役立つもののはずであり，それなのに，苦痛を理由に死を選ぶことはそうした感覚の機能の誤用である」と解釈しています［児玉. 2020, p98]³⁴⁾．カントの思想では，安楽死（とくに積極的安楽死）あるいは自殺，自殺幇助は許容されない行為とされるのです．

児玉は，否定的な立場から安楽死や医師による自殺の幇助に対する見解を述べています［小松ら. 2021, p115-136.（児玉真美. 第3章 安楽死・「無益な治療」論・臓器移植そして「家族に殺させる社会」)］⁴⁹⁾．

① 安楽死と医師による自殺の幇助の対象者は，終末期の人から認知症患者，精神障害者，高齢者，重度障害者などへと拡大し続けている．
②「重い障害のために QOL の低い生は生きるに値しない」という価値観の浸透で，医療現場では「QOL が低い人は医療コストに値しない」との判断基準が広

JCOPY 498-14836

がってきている.

③ 積極的安楽死を合法化した国の多くでは，事実上「殺す」ことが医師に義務づけられている．自らが関与したくない場合には，安楽死を引き受ける用意のある医療職に紹介する義務を負っている.

④ 患者の自己決定権の概念が未成熟な日本では，医療サイドの考えかたによって患者が治療の差し控えや中止へと強引に追いやられたり誘導されたりする事例が増えているのではないか.

● 参考文献

[1] 日本学術会議 臨床医学委員会終末期医療分科会．対外報告 終末期医療のあり方について─亜急性型の終末期について─．平成 20 年 (2008 年) 2 月 14 日.

[2] 日本病院会 倫理委員会．「尊厳死」─人のやすらかな自然な死についての考察─．平成 27 年 4 月 24 日.

JCOPY 498-14836

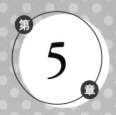

第5章 倫理学，医療倫理からみた終末期医療

死は避けることができないものであり，最期の瞬間に立ち会うのは私たち医師です．終末期は，がん，急性心筋梗塞などの急性期疾患，認知症や脳血管障害後遺症などによる慢性期疾患など多様な病態が想定されます．つまり，終末期は，広範な病態を包含するものであり，定義それ自体が曖昧であり明確なものではないと考えられます．終末期という概念が曖昧なことがこの問題を論じる際に議論を混乱させる原因になるともいえるのです．そして，この曖昧さが医療現場に丸投げされることで，終末期についての判断が現場に委ねられ，さらに混乱を招くことになっているのが現状ではないでしょうか．本章では，終末期医療において私たち医師が知っておくべき倫理学あるいは医療倫理の知識について解説をしていきます．

A 終末期医療の多様性

人の最期は多様ですが医療の視点から終末期は以下の3つに大別されることが多いようです．

① 救急医療などにおける**急性型終末期**：今まで健康であったあるいは健康に近い状態であった人が急性心筋梗塞や重度脳血管障害，交通事故などによって生命に関わる状態になった場合です．日本救急医学会は，2007年に終末期の定義とその判断として 表8 の4つを挙げています[1]．治療者の視点で構成されている点が特徴とされています．

② がんなどの**亜急性型終末期**：この型の終末期は，がんを治すことを放棄した時点から死亡するまでの期間あるいは病状が進行して生命予後が半年あるいは半年以内と考えられる時期などと定義されています．判断基準に生命予後を取り入れている点で半年あるいは半年以内が概ね一致する予後判断と考えられます．

JCOPY 498-14836

表8 救急医療における終末期の定義

① 不可逆的な全脳機能不全(脳死診断後や脳血流停止の確認後などを含む)と診断された場合
② 生命が新たに開発された人工的な装置に依存し，生命維持に必須の臓器の機能不全が不可逆的であり，移植などの代替手段もない場合
③ その時点で行われている治療に加えて，さらに行うべき治療方法がなく，現状の治療を継続しても数日以内に死亡することが予測される場合
④ 悪性疾患や回復不可能な疾病の末期であることが，積極的な治療の開始後に判明した場合

[日本救急医学会．救急医療における終末期医療に関する提言(ガイドライン)．から著者が作成]

③ 高齢者などの**慢性型終末期**：日本老年医学会は，『**「高齢者の終末期の医療およびケア」に関する日本老年医学会の立場表明 2012**』[2] のなかで，終末期を「病状が不可逆的かつ進行性で，その時代に可能な最善の治療により病状の好転や進行の阻止が期待できなくなり，近い将来の死が不可避となった状態」と定義しています．高齢者は，終末期と判断されても余命を予測するための医学的情報の集積が現状では不十分であり，余命の予測が困難なことから定義に具体的な期間が設定されていません．悪性腫瘍の終末期，脳卒中の終末期，認知症の終末期，呼吸不全の終末期など高齢者に多く認められる不可逆的，進行性の経過をたどることの多い個別疾患ごとの検討が課題となっています．

　終末期について論じる際には，急性型(救急医療など)，亜急性型(がんなど)，慢性型(高齢者，遷延性植物状態，認知症など)に分けて考える必要があるほど終末期の病態における差異は大きいといえるのです．医療現場では，① 悪性腫瘍や神経変性疾患(筋萎縮性側索硬化症などの神経難病)など慢性進行性疾患に罹患している患者，② ある日突然発症する急性心筋梗塞や致死的脳出血などの急性致死的疾患で終末期にならざるを得ない患者，③ 慢性呼吸不全のように寛解と増悪を繰り返しながら徐々に病状が進行し，あるとき生命に危機をもたらす病態に陥りどうするかの判断を求められる患者，④ 90 歳を超えた高齢者で背景に重大な疾患がないにもかかわらず徐々に生命力や体力が低下をしていく，いわゆる老衰と思われる患者，⑤ 認知症が進行し周囲との意思疎通もなく寝たきりになっている患者など多様な終末期の局面に私たち医師は遭遇することになるのです．

JCOPY 498-14836

表 9 代表的な終末期医療に関するガイドラインや報告書

日本学術会議 死と医療特別委員会：死と医療特別委員会—尊厳死について—（平成 6 年 5 月）

厚生労働省：終末期医療に関する調査等検討会報告書—今後の終末期医療の在り方について—（平成 16 年 7 月）

厚生労働省：終末期医療の決定プロセスに関するガイドライン（平成 19 年 5 月）

日本医師会 生命倫理懇談会：第 X 次生命倫理懇談会 答申 終末期医療に関するガイドライン（平成 20 年 2 月）

日本学術会議 臨床医学委員会終末期医療分科会：対外報告 終末期医療のあり方について—亜急性型の終末期について—（平成 20 年 2 月）

全日本病院協会 終末期医療に関するガイドライン策定検討会：終末期医療に関するガイドライン—よりよい終末期を迎えるために（平成 21 年 5 月）

終末期医療のあり方に関する懇談会：終末期医療のあり方に関する懇談会報告書（平成 22 年 12 月）

日本救急医学会，日本集中治療医学会，日本循環器病学会　合同：救急・集中治療における終末期医療に関するガイドライン～3 学会からの提言～（平成 26 年 11 月）

日本病院会 倫理委員会：「尊厳死」—人のやすらかな自然の死についての考察—（平成 27 年 4 月）

全日本病院協会：終末期医療に関するガイドライン～よりよい終末期を迎えるために～（平成 28 年 11 月）

日本医師会 生命倫理懇談会：第 XV 次生命倫理懇談会答申 超高齢社会と終末期医療（平成 29 年 11 月）

厚生労働省：人生の最終段階における医療の普及・啓発の在り方に関する検討会　人生の最終段階における医療・ケアの普及・啓発の在り方に関する報告書（平成 30 年 3 月）

厚生労働省：人生の最終段階における医療・ケアの決定プロセスに関するガイドライン（改訂 平成 30 年 3 月）

人生の最終段階における医療の普及・啓発の在り方に関する検討会：人生の最終段階における医療・ケアの決定プロセスに関するガイドライン 解説編（改訂 平成 30 年 3 月）

日本医師会 生命倫理懇談会：第 XVI 次生命倫理懇談会答申　終末期医療に関するガイドラインの見直しとアドバンス・ケア・プランニング（ACP）の普及・啓発（令和 2 年 5 月）

　終末期医療に関するガイドラインや報告書などが厚生労働省や日本医師会，その他の関係医療団体から数多く公表されています **表 9** ．

Ⓑ　日本学術会議　死と医療特別委員会による延命治療中止の条件

　平成 6 年 5 月，日本学術会議が設置した死と医療特別委員会が「**死と医療特別委員会報告—尊厳死について—**」[3] を公表しています．尊厳死と謳っていま

すが内容は延命治療の中止についての報告になっています．30年近く前の報告ですので現在の状況と異なる部分もあるかと思いますが，その当時における延命治療の中止についての考えかたが紹介されています．延命治療の中止の条件として以下を挙げています．

① 医学的に患者が回復不能の状態（助かる見込みがない状態）に陥っていることを要する．
② 回復不能の状態は，専門的な知識を有する医師を含む複数の医師による一致した診断を条件とする．
③ 意思能力を有する患者が尊厳死を希望する旨の意思を表明していること．
④ 意思を確認し得ない場合には，近親者あるいは後見人など信頼しうる適当な者の証言に基づいて中止を決定すべきである．
⑤ 意思が不明のときには，延命治療の中止を認めるべきではなく，近親者らが本人の意思を代行するという考えかたを採用すべきではない．
⑥ 延命治療の中止の判断は担当医が行うべきであって，近親者らがこれを行うことを認めるべきではない．話し合いのなかで近親者らが納得したうえで延命治療を中止すべきである．

　この報告書について，内田は以下の点を指摘しています．報告書は，「人間の尊厳」をキーワードにし，そこから自己決定権を導き出し，自己決定権に基づいて延命治療の中止の意義と要件を引き出している．そして，この患者の「人間の尊厳」を擁護する役割を医療従事者に期待している．しかし，わが国の医療制度が，このような役割を医療従事者に期待できるような構造，システムになっているのかについての検討はみられない［内田．2021，p245-248][47]．
　私たち医師が最も苦慮する状況は，当該患者の意思確認ができないときの対応です．この報告書に従うと，延命治療の中止をすることができなくなる状況が発生してしまいます．確かにそのような状況もありうるのでしょうが，終末期医療の多様性を考えると，意思不明だから一概に延命治療を継続することが最善の選択肢なのか否かは検討を要する課題ともいえます．

JCOPY 498-14836

C 厚生労働省による人生の最終段階に関する ガイドラインとその問題点

　厚生労働省は，2006 年年 3 月に富山県射水市における人工呼吸器取り外し事件が報道されたことを契機として，2007 年に「終末期医療の決定プロセスに関するガイドライン」を策定しています．その後，2015 年に「人生の最終段階の決定プロセスに関するガイドライン」に名称変更され，さらに 2018 年 3 月に「**人生の最終段階における医療・ケアの決定プロセスに関するガイドライン**」[4] およびその解説編[5]を公表し新たな改訂を行っています．その改正のポイントは，以下の通りです［厚生労働省ホームページ「人生の最終段階における医療の決定プロセスに関するガイドライン」の改訂について．（2022 年 3 月 30 日最終閲覧）］．

① 病院における延命治療への対応を想定した内容だけではなく，在宅医療・介護の現場で活用できるように名称の見直しとともに医療・ケアチームの対象に介護従事者が含まれることを明確化した．
② 心身の状態の変化などに応じて本人の意思は変化しうるものであり，医療・ケアの方針やどのような生きかたを望むかなどについて日頃から繰り返し話しあっておくこと．ACP への取り組みの重要性が強調されている．
③ 本人が自らの意思を伝えられない状態になる前に，本人の意思を推定する者について，家族らの信頼できる者を前もって定めておくことの重要性を記載した．
④ 今後，単身世帯が増えることを踏まえて③の信頼できる者の対象を家族から家族ら（親しい友人ら）に拡大した．
⑤ 繰り返し話し合った内容をその都度文書にまとめておき，本人，家族らと医療・ケアチームで共有することの重要性について記載した．

　岡本は，この改訂されたガイドラインについて以下の課題を指摘しています ［内田，岡田．2022，p221-224．（岡本洋一．chapter 6 医療をめぐるルール）］[58]．

① いまだ終末期の定義が確定していないこと．終末期の判断が医療現場任せになっていることから，刑事事件になるか否かも捜査機関の判断次第となり，医療従事者や家族を法的に不安定な状態におくことを意味する．

JCOPY 498-14836

表10 人生の最終段階における医療・ケアのありかた

① 本人が自らの意思を明らかにできるときから，家族等および医療・ケアチームと繰り返し話し合いを行い，その意思を共有する中で，本人の意思を尊重した医療・ケアを提供することが基本的な考え方である．

② 担当医・かかりつけ医は，いざという場合，本人が自らの意思を明らかにできない状態になる可能性があることから，特定の家族等を自らの意思を推定する者としてあらかじめ定めておくよう本人に勧めることが望ましい．同時に，本人が意思表示できる間に，人生の最終段階における医療・ケアに関する本人の意思や希望を繰り返し確認するACPの実践をすることも重要である．

③ 本人の生命予後に関する医学的判断は，医師を中心とする複数の専門職種の医療従事者から構成される医療・ケアチームによって行う．

④ 延命措置の開始・差し控え・変更および中止等は，医学的な妥当性を基にしつつも，本人の意思を基本として行う．それは，ACPなど，本人の意思決定の支援を経て，医療・ケアチームによって慎重に判断する．

⑤ 可能な限り疼痛やその他の不快な症状を緩和し，本人・家族等への精神的・社会的な援助も含めた総合的な医療・ケアを行う．

⑥ 家族等に対するグリーフ・ケアに配慮する．

⑦ 積極的安楽死や自殺幇助等の行為は行わない．

[日本医師会 生命倫理懇談会：第ⅩⅥ次生命倫理懇談会答申 終末期医療に関するガイドラインの見直しとアドバンス・ケア・プランニング(ACP)の普及・啓発(令和2年5月)から作成]

② 患者が事前に委託した弁護士などの法律専門家の参加をどうするかの問題も挙げられる．医師と患者家族以外の第3者的な助言や選択肢を与えることができる専門家の援助が必要といえる．

③ 話し合った内容を記録した文書について，推奨されるべき文書の雛形が必要である．とくに法的にみて患者本人と家族への説明と同意を求めるべき項目とプロセスについて事前に表記された雛形的な文書が必要である．

D 日本医師会の終末期医療に関するガイドラインとその問題点

　日本医師会 生命倫理懇談会は，第ⅩⅥ次の答申として「**終末期医療に関するガイドラインの見直しとアドバンス・ケア・プランニング(ACP)の普及・啓発**」[6]を令和2年5月に公表しています．この答申では，アドバンス・ケア・プランニング ACP の考えかたを盛り込んだ上で平成20年に公表された「終末期医療に関するガイドライン」の改訂を行い，新たに**人生の最終段階における医療・ケアに関するガイドライン**とし，そのなかで人生の最終段階における医

療・ケアのありかたの原則が呈示されています 表10 ．この改訂されたガイドラインでは，いたずらに延命を試みるよりも場合によっては延命措置の差し控えや変更，中止も考慮すべきであるとしています．その基本的な手続きとして以下のことが挙げられています．

① 本人の意思が確認できる場合，担当医・かかりつけ医等の医療従事者による適切な情報提供と説明に基づく本人の意思を基本とし，それを尊重した上で医療・ケアチームによって決定する．
② 本人の意思は変化し得ることから時間の経過や病状の変化，医学的評価の変更などに応じてその都度説明しその意思を再確認する．この説明に当たっては家族らも含めた十分な話し合いを行うことが必要である．
③ 話し合いの内容をその都度文書などに記録し本人の意思を共有しておくこと．
④ 本人の意思確認が不可能な状況下にあっても本人の文書等による事前の意思表示がある場合，それが本人の意思表示としてなお有効であることを家族等に確認してから，それを基本として医療・ケアチームが判断する．
⑤ 本人の事前の意思表示はないが本人および医療・ケアチームとの十分な話し合いが実践されている場合，本人の意思を推定できることから原則としてその推定意思を尊重した措置をとる．その場合にも家族等の承諾をあらためて得ること．
⑥ 意識不明の重篤な患者が搬送される救急時においては，原則として救命措置を図るべきである．その後，家族等の到着により病状の経過が明らかになって本人の意思も推定できるようであれば本人の意思を基本とした医療に立ち返るべきである．
⑦ 本人の意思が不明で家族等によってもそれが推定できない場合，家族等と十分な話し合いを行い本人にとって最善の措置を講ずる．
⑧ 家族等が存在しない場合や家族等との連絡が取れない場合，家族等が判断を示さない場合，家族等の中で意見がまとまらない場合，本人にとっての最善の利益を確保する観点から医療・ケアチームで判断する．家族等がその場にいるときは，この判断に関して了承を得る．
⑨ 上記のいずれの場合でも決定の場に家族等がいる場合には，家族等による確認，承諾，了承は文書によることが基本である．

JCOPY 498-14836

⑩ 医療・ケアチームで医療内容の決定が困難な場合あるいは本人とその家族等および医療・ケアチームとの話し合いの中で妥当な医療内容についての合意が得られない場合，複数の専門家からなる委員会を可能であれば別途設置し，または第3者である専門家の助言を得て合意の形成を進めることにする．

　結論として，患者が延命措置を望まない場合または本人の意思が確認できない状況下でACP等のプロセスを通じて本人の意思を推定できる家族等がその意思を尊重して延命措置を望まない場合には，ガイドラインが示した手続きに則って延命措置を取りやめることができる．それについて民事上および刑事上の責任が問われるべきではない，としています．

　この答申では，ACPについても言及しています．ACPとは，長期化した高齢期において将来の変化に備え，その間の医療およびケアについて本人とその家族等および医療・ケアチームが繰り返し話し合いを行い，本人の意思決定を支援するプロセスと定義されています．現段階での提言として以下を述べています．

① ACPの普及・啓発や実践には，それぞれの地域のかかりつけ医の果たすべき役割が大きい．
② 医師会も行政と協力しつつ，それぞれの地域でACPの考えかたの普及に努めるべきである．
③ ACPの内容や開始時の方法，継続のしかたなどに関する標準的なモデルの作成（同時に個々人の状況に合わせた柔軟性のあるものでなければならない）にも医師会が努めるべきである．さらに多職種の関係者と連携してモデルの形成・改訂を先導すべきである．

　倫理学，医療倫理の視点から日本医師会のガイドラインの問題点を以下に指摘していきます．

① 終末期，このガイドラインでは人生の最終段階としていますが，その多様性を考慮していないことが挙げられます．前述のように臨床現場で遭遇する終末期の患者は多様な病態をもっています．たとえば，急性型終末期と慢性型終末

期の患者では対応が異なることが予想されます．終末期の多様性によってその後の治療方針などが大きく異なることから，一概に前記ガイドラインが個々の患者に当てはまるのかについては疑問が浮かんできます．

② 延命措置の差し控えと中止を区別せずに使用していますが，医療現場，とくに急性型終末期の患者では，延命措置の差し控えよりもそれらを中止することに対して医療従事者の心理的負担ははるかに大きいと予想されます．医療倫理において差し控えと中止は，道徳的に重要な違いはないとする考えが大勢を占めているようですが，果たして実際の医療現場，特に救急医療の現場でその論理が是認されるでしょうか．延命措置の中止を現場に居合わせた家族らの同意を得たうえで実施した後，別の家族や親族からクレームなどがなされる危険性を排除できないと考えるべきです．

③ ACP が本人の自己決定権あるいは自律尊重としての手段として最適なのかの議論が抜け落ちています．わが国における ACP に対する認識あるいは普及率の低さを考えると，ACP が果たして終末期医療について適切な手段なのかはいまだ未確定と言わざるを得ません (p.66 の Column 4 参照)．

④ 家族らによる患者本人の推定意思がどの程度信頼に足るかが不明といえます．患者の意思と推測される事柄に家族らの意思や希望が混在している可能性を排除できないのではないでしょうか．また，家族間で意見が正反対になっているとき，つまり延命措置を望む家族と望まない家族に対して妥協案をどのようにみつけるか，あるいはどちらを選ぶべきかについて難しい場面に遭遇することが予想されますが，これらに関して具体的な記述がみられていません(このような状況はケースバイケースで判断することになるので，具体的な記述が困難なことは理解できますが)．

⑤ 患者本人や家族，医療チーム間での話し合いで合意が得られないとき，複数の専門家による委員会の設置あるいは専門家の助言を得るとしていますが，果たして実現可能でしょうか．ひとりで医院・クリニックを開設している医師には委員会の設置などはほぼ不可能でしょう(大規模な病院では倫理委員会などの活用で可能かもしれませんが)．患者の個別情報を全く知らない専門家が突然話し合いに参加をしてどれほどの助言ができるのでしょうか．そもそも専門家とは具体的にどのような人間を意味しているのでしょうか．おそらく倫理学，医療倫理を専門とする人間を指しているのでしょうが，彼らが具体的な医療行為や治療などについてどれほどの知識をもち，実際の医療現場でそれらを

JCOPY　498-14836

活用できるほど医療に関して詳しいのでしょうか．専門家に関わる費用は誰が出費するのでしょうか．この専門家に関する記載は実現困難といえないでしょうか．

POLST とはなにか

Column 6

POLST（Physician Orders for Life-Sustaining Treatment）は，重篤な状態の患者の意思確認のうえで医療従事者と患者との話し合いを踏まえた上で作成された最終段階の医療・ケア全般に関する医師による指示文書を意味しています．たとえば，心肺停止に陥ったとき，心肺蘇生術の実施を希望するのかしないのか，心肺停止には至らないが重篤な生命危機に瀕したとき，侵襲的医療行為を希望するのかしないのか，水分・栄養補給を開始するのかしないのかなどについて患者の意思を確認した上で作成されるものです．以下に日本集中治療医学会倫理委員会による報告から POLST の特徴を列挙します．

① 対象は，1 年以内に死亡が予想される重症あるいは進行性疾患に罹患した患者です．

② 個人の自発的意思に基づき，患者（あるいは個人）と相談して作成し，医師の署名で有効となる医療指示書です（米国では，医師の署名が必要でない州もあるそうです）．

③ 本人の意識がないときには代理人が作成可能とされます．

④ 救急隊員は，DNAR 指示を含む POLST に従い，心肺蘇生の開始や病院への搬送義務が発生しません．

⑤ POLST は，事前指示に代わるものではなく，事前指示を作成したうえで POLST を作成することが推奨されています．

⑥ 医療や介護環境などの変化に応じてその都度見直すことが必要になります．

POLST は，医療費削減の道具である，偏見と差別を助長しているなどの反対意見が散見され，さらに極端に簡素化された POLST の医療内容について実施する決断が可能か否かの問題，医療専門家以外の人間（米国では facilitator と呼ばれる病院に雇用された非医療専門職が POLST の作成過程に関与することもあるようです）による POLST の書式作成において対象者が正確に自身の病態を把握できるか将来の適切な治療内容を決定する

ことができるのかの問題などが指摘されているようです．POSTについては，賛否両論があり，未だ定まった概念とはいえないと考えられます．日本集中治療医学会は，救急医療の領域で日本臨床倫理学会が作成，公表している日本版POST(DNAR指示を含む)の使用は2017年の時点で推奨できないと結論しています．

日本集中治療医学会倫理委員会. 委員会報告　生命維持治療に関する医師による指示書(Physician Orders for Life-sustaining Treatment, POLST)と Do Not Attempt Resuscitation(DNAR)指示. 日集中医誌. 2017; 24: 216-26.

E 全日本病院協会の終末期医療に関するガイドラインとその問題点

　全日本病院協会は，平成28年11月に「**終末期医療に関するガイドライン〜よりよい終末期を迎えるために〜**」[7]を公表しています．このガイドラインは，目的ならびに終末期の定義，終末期における治療の開始・継続・中止についての3章からなり，文字数としては脚注を除くと3,200文字余りの短いものです．終末期を以下の3条件を満たす場合と定義しています．

① 複数の医師が客観的な情報を基に，治療により病気の回復が期待できないと判断すること．
② 患者が意識や判断力を失った場合を除き，患者・家族・医師・看護師等の関係者が納得すること．
③ 患者・家族・医師・看護師等の関係者が死を予測し対応を考えること．

　ついで終末期における治療の開始・継続・中止に関して，生前の意思表明（リビング ウィル）がある場合とそれが不明確あるいはない場合に分けて論じています．前者の意思表明があるときには，患者の意思を尊重した対処となります．そのためには，事前にどのような治療を受けるか，あるいは治療の継続を中止するのかなどの生前の意思表明を明確にし，文書に残しておくべきとしています．また，自身で判断できない状況に陥ることもあるので代弁者を決めておくことも重要としています．意思表明が不明確あるいはない場合には，本人の言動を常日頃知っている家族がおり，患者の意思を推測できるときには，

JCOPY 498-14836

その者から本人の意思を聴取することになります．しかし，家族の範囲が明確でなかったり家族間で意見が異なったりすることもあるので，あらかじめ代弁者が決められ代理委任状が作成されていれば，その代弁者の意思を尊重することになります．生前の意思表明が不明確で代弁者も決められていない場合には，家族と医師，看護師らの話し合いによってその後の治療方針を決めるべきです．話し合いで合意に至らないときには，第3者を含む倫理委員会などで検討し，その結論に基づいた対応をすることになります．

　このガイドラインの問題点として，前記の日本医師会のガイドラインと同様に終末期の多様な病態を考慮していないことが挙げられます．定義の②に該当するのは意識障害がなく判断能力がある程度以上は維持されている患者になるわけですが，実際の医療現場で終末期に該当するのは，本人自身の意思表示が不可能な患者がほとんどではないでしょうか．たとえば，意思表示が困難な高度認知症患者が重度肺炎で入院し，周囲が終末期に該当すると判断をしても患者の意思確認を行うことはまず不可能でしょう．介護施設でほぼ寝たきり状態の患者が身体疾患を合併し入院してきたとき，患者の意思確認を行える場合は少ないのではないでしょうか．なぜならすでに会話能力を喪失していることが多いからです．終末期と考えられる状態に進展している患者では，本人の意思表明が困難なことが多く，逆に終末期に至っていない患者では，終末期になったときの自身の治療方針を尋ねることが憚れることが少なくないというのがわが国の実情ではないでしょうか．死生観をめぐる議論が活発ではない日本社会では，終末期に対する自身の考えを述べていくことが難しいように思われます．
　手嶋は，リビング ウィルの問題点として，1)判断能力喪失時とリビングウィル作成時の意思が常に一致するとは限らない，2)一度作成されたリビングウィルはいつまで有効なのか，更新する必要はないのかの問題，3)将来予測のもとで作成されたリビング ウィルと現実に発生した状況にずれがあるとき，通常の意味でのインフォームド コンセントがあったとは評価できない，4)リビング ウィルに記載された内容にどれだけ拘束力を認めるかについて一義的な結論がでないことを指摘しています［手嶋. 2018. p311-312]24)．
　また，このガイドラインでは，治療の開始と中止とを一括して扱っており，両者の倫理的な相違について言及していないことから倫理的な意味づけとして同一と考えているということでしょうか．

F 日本老年医学会による高齢者ケアに関するガイドライン

　高齢者では，加齢に加えて脳血管障害や認知症など様々な原因によって摂食・嚥下困難をきたし，その結果として栄養不良や誤嚥性肺炎を経て不幸な転帰に至ることが多いといわれています．2020年のわが国における主な死因の構成割合 図3 をみると，肺炎が5.7%，誤嚥性肺炎が3.1%を占め，両者を合わせると8.8%に及んでおり，悪性新生物ならびに心疾患，老衰に次いで死因の第4位に該当しています．年齢層別からみた肺炎・誤嚥性肺炎による死亡率は，75歳を超えるといずれも著増していることがわかります 図4 ．高齢者の肺炎あるいは誤嚥性肺炎は医療現場で重要な課題になっているのです．

　医療現場では，食事を自発的に摂れなくなった高齢者に対して経鼻経管栄養や中心静脈栄養，経皮的内視鏡下胃瘻造設術（PEG）などの人工的水分・栄養補給法（artificial hydration and nutrition: AHN）が広く実施されています．特にPEGに関しては，患者本人の意思とは関係なく実施されることが多いので，患者にとって利益に適っているのかについて倫理的な疑問が指摘されてきていま

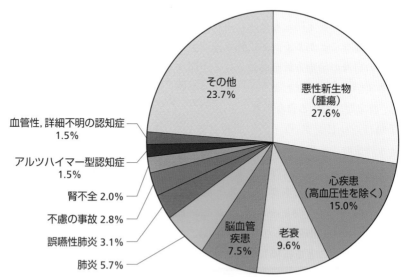

図3 わが国における主な死因の構成割合（2020年）
（厚生労働省　令和2年（2020）人口動態統計月報年計（概数）の概況から引用，一部改変し作成）

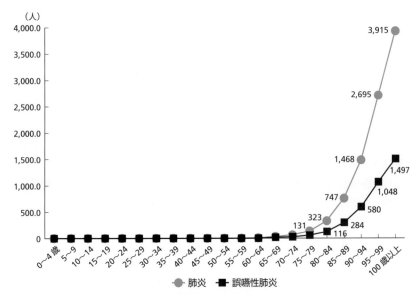

（人）

図4 年齢層別にみた肺炎・誤嚥性肺炎による死亡率（10万人対）

2017年度人口動態統計から著者が改変作成（川畑信也：認知症に伴う生活習慣病・身体合併症．中外医学社；2019，p57，図4引用）

す．PEGの実施について多くの批判があがったことから現在では経口摂取が困難な高齢者にPEGが実施されることは著減していると思います．AHN導入の是非をめぐる議論のなかで2012年に日本老年医学会は，「**高齢者ケアの意思決定プロセスに関するガイドライン〜人工的水分・栄養補給の導入を中心として〜**」[8]を公表しています．このガイドラインは，1．医療・介護における意思決定プロセス，2．いのちについてどう考えるか，3．AHN導入に関する意思決定プロセスにおける留意点の3部から構成されています．ここでは，3．についての解説とその問題点について考えていきます．

　AHNについてその導入を検討する際とAHNを中止する際に分けて記載されています（括弧内は著者の私見です）．

① AHN導入に際して，(1)生命維持によって本人のよい人生が当面継続できる可能性，(2)本人が残された時間をできるだけ快適に過ごすことが可能か，の2点を目安に進めていくことになります（前者は人生の量［延命効果］，後者は人

生の質［QOL］に該当するかと思います）.

② 前記(1)ならびに(2)のいずれをも達成できる見込みがない場合，AHN はかえって本人の害になり人生の最期を歪めると判断されるときには導入をしない.

③ 導入によって QOL を伴う延命が見込まれる場合，前記(1)と(2)を満たすので一般には導入が適切であると考えられる. しかし，導入が本人にとって最善か否かを確認し導入を見合わすこともあり得る（後半の解説部分で導入が適切である事案と見合わせる事案がいくつか示されていますが，最終的には導入の有無はケースバイケースということのようです）.

④ AHN 導入によって延命効果を予想できるが本人のよい人生を支え得るほどの QOL の回復あるいは保持が疑わしい場合，つまり(1)は期待できるが(2)の達成が難しいときには，本人の人生にとってなにが最善かを判断する（後半にある解説部分にて，こうした場合に選択に正解がないことにも留意する，と記載されており，導入の有無はケースバイケースで考えていくしかないということのようです）.

⑤ AHN に延命効果がないと考えられる場合あるいは効果があっても本人の人生にとって益になるとは言えない場合，つまり(1)が達成できないときには(2)を目指すのが通常妥当である.

⑥ AHN 開始後に(1)(2)を維持できず本人にとって益がなくなった，あるいは益であるかどうか疑わしいときには，AHN の中止ないし減量を考える. 本人にとって中止や減量が益になると判断されるときにはそれを選択する. 本人や家族から中止などの希望があったときには，本人の(推定)意思ならびに人生の益の視点から判断する.

⑦ 経口摂取が可能になり AHN の離脱が可能である場合には，当然 AHN の中止あるいは減量を検討する.

　このガイドラインは，医療現場で遭遇する多数の場面を想定したうえで比較的詳細な提言を行っていますが，人生（の物語り）をより豊かにする可能性や本人のよい人生が当面続くことを目指すなどの表現に代表される抽象的でやや難解な表現がしばしばみられ机上の空論とも思える状況設定もあり，作成者らの個人的思索が前面に出ている印象を拭い去ることができません. また，多忙な医療現場で実際に活用できるのかについても疑問符がつくように感じます.

JCOPY 498-14836

実際の医療現場では，① 遷延性意識障害や脳梗塞などによって意識障害をきたしていることから経口摂取を試みることができない患者，② 意識障害は目立たないが器質的疾患(たとえば，仮性球麻痺など)のために嚥下が困難な患者，③ 食事を拒否する患者あるいは摂食意欲のない患者などにおける摂食や栄養補給の問題に直面することが少なくありません．とくにいまだ嚥下機能は十分保たれているにもかかわらず，摂食に関心を示さないあるいは摂食を意図的に拒否する患者への対応に苦慮することをしばしば経験します．患者本人の意思を尊重する自律尊重の原則を優先するのか医療従事者の善行(与益)の原則を先行させるのか倫理の4原則が対立(衝突)する場面といえます．医療現場では，上記の事案いずれも末梢静脈栄養か中心静脈栄養の形で水分あるいは栄養補給が実施されることが多いようです．しかし，患者の同意を得たうえでこれらの治療が開始されているのか否かの実態は詳らかではありません．実際には，患者の意思よりも医師の善行(与益)の原則で実施されている場合が多いのではないでしょうか．

G 3 学会提言の救急・集中治療における終末期医療に関するガイドラインとその問題点

　日本救急医学会と日本集中治療医学会，日本循環器病学会の3学会は，「**救急・集中治療における終末期医療に関するガイドライン～3学会からの提言～**」[9] を公表しています．このガイドラインでは，「救急・集中治療における終末期とは，集中治療室等で治療されている急性重症患者に対し適切な治療を尽くしても救命の見込みがないと判断される時期である」と終末期を定義し，終末期と判断される病態を4つ挙げています(多少文言の違いはありますが日本救急医学会が提唱した病態 表8 を踏襲しています)．

　このガイドラインでは，延命措置への対応として以下を挙げています．

① 患者に意思決定能力がある，あるいは事前指示がある場合
　患者が意思決定能力を有しているあるいは本人の事前指示がある場合には，それを尊重することを原則とする．本人が決定した意思に対して家族らに異論がある場合，医療チームは家族らの意思に配慮しつつ同意が得られるよう適切な支援を行う．

JCOPY 498-14836

② 患者の意思は確認できないが推定意思がある場合

　家族らが患者の意思を推定できる場合には，その推定意思を尊重することを原則とする．

③ 患者の意思が確認できず推定意思も確認できない場合

　この場合には家族らと十分に話し合い，患者にとって最善の治療方針をとることを基本とする．終末期と判断されるにもかかわらず家族らが積極的な対応（延命措置に積極的な場合）を希望している場合には，あらためて「患者の状態が極めて重篤で，現時点の医療水準にて行い得る最良の治療をもってしても救命が不可能であり，これ以上の延命措置は患者の尊厳を損なう可能性がある」旨を正確で平易な言葉で伝え家族らの意思を再確認する．家族らの意思の再確認までの対応としては現在の措置を維持することを原則とする．再確認した家族らが引き続き積極的な対応を希望する時には，医療チームは継続して状況の理解を得る努力をする．家族らが延命措置の中止を希望する場合，家族らと協議して延命措置を減量または終了する方法を選択する．家族らが医療チームに判断を委ねる場合，医療チームが患者にとって最善の対応を検討し家族らとともに合意の形成をはかる．

④ 本人の意思が不明で身元不詳などの理由により家族らと接触できない場合

　延命措置中止の是非，時期や方法について医療チームが患者にとって最善の対応となるように判断する．

　このガイドラインも他のガイドライン等と内容的に大きな違いはありませんが，家族らが延命措置について積極的な場合には，患者の状態が極めて重篤で現時点の医療水準で行い得る最良の治療をもってしても救命が不可能なこと，これ以上の延命措置は患者の尊厳を損なう可能性がある旨を家族らに伝えてその意思を再確認する，再確認した家族らが引き続き積極的な対応を希望するときには医療チームは継続して状況の理解を得る努力をする，とされています．小松は，自己決定権を認めないという文脈のなかでこの「医療チームは継続して状況の理解を得る努力をする」ことについて，患者の家族を「落とす」（著者註: 家族に延命を諦めさせるという意味であろう）まで説得しつづけることを全国の医療機関に求めた指針に他なるまい，と強い批判を述べています［小松, 2020, p83］[42]．また，脳死者を含め，終末期と判断される数種類の患者を治療しなくてもよいとする方針が謳われている，患者の尊厳をキーワードにしてガイ

JCOPY 498-14836

表11 延命措置を減量または終了する場合の実際の選択肢

① 人工呼吸器, ペースメーカー(植込み型除細動器の設定変更を含む), 補助循環装置などの生命維持装置を終了する.
　(注) このような方法は, 短時間で心停止となることもあるため状況に応じて家族らの立会いの
　　　 下に行う.
② 血液透析などの血液浄化を終了する.
③ 人工呼吸器の設定や昇圧薬, 輸液, 血液製剤などの投与量など呼吸や循環の管理方法を
　 変更する.
④ 心停止時に心肺蘇生を行わない.

上記のいずれを選択する場合も, 患者や家族らに十分に説明し合意を得て進める. 延命措置の差し控えや減量および終了等に関する患者や家族らの意向はいつでも変更できるが, 状況により後戻りできない場合があることも十分に説明する. 患者の苦痛をとるなどの緩和的な措置は継続する. 筋弛緩薬投与などの手段により死期を早めることは行わない.

ドライン内の「これ以上の延命措置は患者の尊厳を損なう可能性がある」として, 治療しないこと, つまり患者の切り捨てを正当化している, との批判もしています［小松. 2020, p208-209］[42]).

　このガイドラインでは延命措置についての選択肢についても論じています. 一連の過程において, すでに装着した生命維持装置や投与中の薬剤などへの対応として, ① 現在の治療を維持する(新たな治療は差し控える), ② 現在の治療を減量する(すべて減量する, または一部を減量あるいは終了する), ③ 現在の治療を終了する(すべてを終了する), ④ 上記のいずれかを条件つきで選択するなどが考えられる, としています. 延命措置を減量, または終了する場合の実際の対応としては, **表11** に示す選択肢が呈示されています.

Ｈ　重篤な疾患をもつ小児における治療の中止

　日本小児科学会は, 2012年に策定した「**重篤な疾患を持つ子どもの医療をめぐる話し合いのガイドライン**」[10] のなかで生命維持治療の差し控えや中止は, 子どもの生命に不可逆的な結果をもたらす可能性が高いので特に慎重に検討することが求められるとしています. 父母(保護者)または医療スタッフなどの関係者は, 子どもの最善の利益に適うと考えられる場合には, 生命維持治療の差

129

し控えや中止を提案することができる，と提言しています．生命維持治療の差し控えや中止を決定した場合は，それが子どもの最善の利益であると判断した根拠を父母（保護者）との話し合いの経過と内容とともに診療録に記載する，さらには決定事項を明記した文書に父母（保護者）を含めた関係者全員が署名する，ことも記されています．

　内田は，このガイドラインにおける最善の利益について次のような本質的な疑問が寄せられていると指摘しています［内田．2021, p259］[47]．父母や医療従事者，あるいは倫理委員会や裁判所による最善利益の推定は，主として健常者の考える最善利益であり，すでに価値観や死生観を確立し終えた大人の考える最善利益である．彼らが下す判断がはたして本当に「障害新生児にとっての最善利益」を正しく代弁し得るのか，という疑問を免れない．

▍ 透析療法における透析の差し控えと継続中止

　2018年にいわゆる公立福生病院事件が新聞報道され，透析療法の継続中止を巡る問題として社会的な話題になったことは記憶に新しいと思います．事件の概要は，数年間人工透析を受けていた44歳の女性がシャント閉塞のために公立福生病院を紹介受診し，そこの外科医から頸部にカテーテルを挿入し透析を継続するか透析の離脱（治療の中止）をするかの選択肢が呈示されました．患者は後者を選択し病院が用意をした透析離脱証明書に署名をしています（この証明書には「いつでも透析を開始できる」との項目はなく，医師からの説明もなかった，と報道されています）．その後，患者は同病院に入院をするのですが，苦痛に耐えられず透析離脱の意思撤回を表明したのです．しかし，病院側は，意識混濁のなかでの意思表明であると解して透析療法を再開せず，苦痛緩和のためにミダゾラム（ドルミカム®）による鎮静を行い患者が1週後に死亡したものです．医師が治療中止の提案を行い，実際に治療を中止したことや看取り目的での入院，鎮静という医療行為，透析離脱に際して撤回できる旨の説明を欠いた説明義務違反を理由として遺族が損害賠償請求の民事訴訟を1年後に起こしています．担当医師の説明の適否やドルミカム®の使用が不適切な鎮静だったのではないか，患者が透析見合わせの意思を撤回したときに担当医師は緊急透析などを実施できたのではないかなどの疑問があると指摘する論説もあります［小松ら．2021, p91-113.（高草木光一．第2章 公立福生病院事件の闇）][49]．

JCOPY 498-14836

この事件後，2020年に日本透析医学会は，「**透析の開始と継続に関する意思決定プロセスについての提言**」[11]（以下，本提言）を公表しています．本提言では，終末期という用語ではなく人生の最終段階との表現を使用しながら透析療法の不開始や継続の中止に関する手順について解説をしています．本提言では，透析を必要とする末期腎不全のみでは人生の最終段階とはいえないとし，「意思決定能力を有する患者，または意思決定能力を有さない患者の家族等から医療チームに透析見合わせの申し出があった場合，医師が生命維持のために透析を永続的に必要とする末期腎不全と診断した時点から人生の最終段階とする」としています．やや文意を理解しにくいのですが，要するに末期腎不全で透析を永続的に実施しなければ生命維持ができないと医師が診断した患者のなかで，患者本人あるいはその家族等から透析見合わせの申し出があった時点が人生の最終段階になるということです．以下で本提言が述べている手順の概略をまとめてみます．かっこ内は著者の意見です．

① 進行性に腎機能の低下がみられ，eGFR 30 mL/min/1.73 m^{2}未満に至った時点で腎代替療法（腎移植，腹膜透析，血液透析）に関する情報を提供する．
② 腎代替療法に関する情報や末期腎不全の自然経過などの説明によって，尿毒症が出現する前に腎代替療法を選択する患者としない患者に分かれる．後者の患者も強い尿毒症症状を経験すると，多くは意思決定を変更し腎代替療法を受け入れることになる．
③ 保存的腎臓療法を選択した場合，医療チームは患者や家族等と話し合い，透析を実施しない後にどのような治療やケアを選択するかについて決定する．しかし，実際にはどの選択が患者にとって最良かの判断は難しい．
④ 患者が透析をしないとの意思決定を変更しない場合には，透析の見合わせに関する確認書を必要に応じて取得する．患者が判断に迷っているときにはセカンド オピニオンを受けられることを説明する．
⑤ 意思決定能力を有する患者では，自らの意思に基づき医療を受ける権利と拒否する権利がある．人生の最終段階に該当しない患者が自らの意思で透析見合わせを申し出て保存的腎臓療法を選択した場合，透析が必要である末期腎不全と診断した時点で人生の最終段階になる（公立福生病院事件で患者は44歳であり人生の最終段階とはいえないのですが，本人が透析継続を拒否し保存的腎臓療法を選択したのであるから年齢にかかわらず人生の最終段階に該当するとい

う論理につながるようです）．医療チームは，患者の意思は変わりうるものであることを常に認識し，透析を受けるための対応を続ける（公立福生病院事件を批判的に論じている高草木は，「患者が離脱後に予期しない苦痛に苛まれて撤回の意思を口頭で表明しても『意識が清明だったときの意思を重視した』として，その意思表明は取り上げられなかった」との新聞報道を引用して医師の行為はインフォームド コンセントに欠けていると断じています［小松ら. 2021, p96.（高草木光一. 第2章 公立福生病院事件の闇）］[49]．保存的腎臓療法を選択したとき，患者・家族等から透析見合わせに関する確認書を必要に応じて取得する．

⑥ 患者が意思決定能力をもたない，あるいは意思決定をできない場合，患者の意思を推定し医療やケアを代諾できる家族等を決定する．意思決定能力をもたない患者の家族等から透析見合わせの申し出があった場合，患者の事前指示が存在するならばその内容を確認し，家族等の希望ではなく患者本人の意思の代弁であることを判断する（事前指示がない場合についての明確な記載はありませんが，おそらく家族等と医療チームで情報を共有し十分な話し合いを行い合意形成を得ることになるかと思います）．家族等から透析見合わせに関する同意書を取得する．患者の意思を推定できない場合または家族等と合意形成できない場合には繰り返し話し合い，合意形成に努める（この文脈では，家族等は透析見合わせを希望しており，医療チームが家族等と話し合うわけですが，医療側として継続が望ましいと考えても家族が透析継続を頑強に拒否する場合には，それに従うということでしょうか）．

⑦ 家族等がいない場合には，2019年に厚生労働省が公表した「**身寄りがない人の入院及び医療に係る意思決定が困難な人への支援に関するガイドライン**」[12]を参考にする．原則は，医療チームが医療とケアの妥当性と適切性を検討し患者にとって最善と考えられる方針をとる．

⑧ 重度の認知機能障害を呈する状態であっても，それのみをもって（著者追加；透析医療における）人生の最終段階には該当しない（では具体的にどうしたらよいかの記載はみられず，患者の事前指示がない場合には，家族らが患者の意思を推定することで透析の差し控えが行われるということでしょうか）．

⑨ 透析の見合わせについて検討する状態 表12 に準拠して，医療チームは意思決定能力を有する患者，または意思決定能力を有さない患者の家族等に，透析の見合わせを提案することができる（表全般にいえることですが，医師の方から透析の見合わせを提案するのですから，熟慮を重ねたうえで行うべきである

JCOPY　498-14836

表12 透析の見合わせについて検討する状態

1. 透析を安全に施行することが困難であり，患者の生命を著しく損なう危険性が高い場合．
   ① 生命維持が極めて困難な循環・呼吸状態等の多臓器不全や持続低血圧等，透析実施がかえって生命に危険な状態．
   ② 透析実施のたびに，器具による抑制および薬物による鎮静をしなければ，安全に透析を実施できない状態．

2. 患者の全身状態が極めて不良であり，かつ透析の見合わせに関して患者自身の意思が明示されている場合，または，家族等が患者の意思を推定できる場合．
   ① 脳血管障害や頭部外傷の後遺症等，重篤な脳機能障害のために透析や療養生活に必要な理解が困難な状態．
   ② 悪性腫瘍等の完治不能な悪性疾患を合併しており，死が確実にせまっている状態．
   ③ 経口摂取が不能で，人工的水分栄養補給によって生命を維持する状態を脱することが長期的に難しい状態．

[透析の開始と継続に関する意思決定プロセスについての提言．透析会誌 2020; 53: 173-217. 表 (p215)を掲載]

ことは当然かと思われます．とくに **表12** の1．②はおそらく認知症でみられる行動・心理症状BPSDが原因で抑制あるいは鎮静がなされるものと思われますが，生命を著しく損なう危険性が高い状態との比較考量が求められます．抑制や鎮静が必要な患者に対して安易に透析を見合わせる提案がなされることは避けるべきであるといえます）．

　最近，以下の事案を経験しました．68歳時に著者がアルツハイマー型認知症と診断し，10年の経過を経た78歳男性透析患者です．現在，透析中に安静を保てず目を離すと透析ラインの抜針行動が多く，透析クリニックでは対応に苦慮するとのことで治療強化を求められた事案です．診察室では自分で名前を告げ礼儀正しい応答を示しているのですが，自宅では夜間に冷蔵庫内を漁るなどの行動障害が目立ってきています．透析クリニックは，透析時間帯における薬物療法による鎮静を求めているのでしょうが，3時間前後の短期間に限定した鎮静を実施することは事実上不可能ではないでしょうか．前記の本提言に従いますと，「透析実施のたびに，器具による抑制および薬物による鎮静をしなければ，安全に透析を実施できない状態」**表12** に該当するので，医療側から透析の見合わせの提案が検討される事案になってしまいます．しかし，患者は，認知症以外には歩行や摂食行動などのADLは維持され礼節も保たれているにもか

かわらず，透析中止の対象になってしまうのでしょうか．本提言のこの部分の妥当性について疑問を指摘しておきたいと思います．著者は，この事案では透析時の見守りを増やすなどの非薬物療法を優先すべきであるとの趣旨で返書を作成しました．この患者は，その後，ルーラン®(4 mg)5錠とセレネース®(1 mg)1錠を透析クリニックから処方され，これ以降で著者が診察したときには，発語は全くなく介助なしでは歩行ができないほどの過鎮静になっていました．透析クリニックとしては，透析を実施できることから満足をしているのでしょうが，医療倫理からみてこのような対応が正当化されるとはとても思えません．向精神薬を使用した不必要な身体拘束と言わざるを得ません．

Ｊ 医療現場における DNR あるいは DNAR の意味づけ

　医療現場では，心停止時に心肺蘇生(cardiopulmonary resuscitation; CPR)が一般的に実施されるのですが，これに関連してDNR(Do Not Resuscitation)あるいはDNAR(Do Not Attempt Resuscitation)，最近ではAND(Allow Natural Death)という用語が聴かれるようになってきています．しかし，このDNRあるいはDNARが誤って使用されているとの意見もしばしばあるようです．ここでは，これらについて「日本集中治療医学会倫理委員会による委員会報告」[13~16]を援用しながら考えていきます．基本的には，DNRあるいはDNARは，患者の自己決定に基づいて心停止時に心肺蘇生を実施しない旨を述べた医師の指示を意味しています．DNRにおける医師の指示は，心停止時のみ有効であり，その他の治療内容に影響を与えない，つまり，CPR以外の医療行為は速やかに実施すること，言い換えるとこれらの医療行為の不開始や中止をすべきではない，とされています．この点が医療現場では誤解をされ，DNRが指示されるとすべての医療行為をしない，あるいはしなくてよいと考えられがちになっています．そこでCPRのみを実施しないという意味合いでno-CPRの使用が推奨され，さらに2000年にはDNRに変わる用語としてDNARが使用され始めてきています．しかし，両者では意味合いに微妙な違いが存在しています．DNRは，「心肺蘇生を行うと成功(蘇生)する」ので「成功する行為(CPR)を行うな」との解釈も可能と考えられます．医師の指示は，CPRを実施しても蘇生の可能性がない患者を対象としているので，「成功しない行為(CPR)をあえて試みるな」という意味合いでattemptを入れたDNARが妥当とされるよ

JCOPY 498-14836

表13 DNAR 指示のあり方についての勧告

① DNAR 指示は心停止時のみに有効である.
　注として, 心停止を「急変時」のような曖昧な語句にすり替えるべきではない. DNAR の指示の
　もとに酸素投与や気管挿管などの通常の医療・看護行為の不開始, 差し控え, 中止を行ってはい
　けない.
② DNAR 指示と終末期医療は同義ではない.
　注として, DNAR 指示が出ている患者に心肺蘇生以外の治療の不開始, 差し控え, 中止を行う場
　合, 改めて終末期医療実践のための合意形成が必要である.
③ DNAR 指示に関わる合意形成は, 終末期医療ガイドラインに準じて行うべきである.
④ DNAR 指示の妥当性を患者と医療・ケアチームが繰り返して話し合い評価すべきであ
　る.
⑤ Partial DNAR 指示は行うべきではない.
　注として, Partial DNAR とは, 心肺蘇生の一部だけを実施する指示を意味する. 一部のみ実施
　する心肺蘇生は, DNAR 指示の考え方と乖離している.
⑥ DNAR 指示は「日本版 POLST—Physician Orders for Life Sustaining Treat-
　ment—(DNAR 指示を含む)」の「生命を脅かす疾患に直面している患者の医療処置(蘇
　生処置を含む)に関する医師による指示書」に準拠して行うべきではない.
⑦ DNAR 指示の実践を行う施設は, 臨床倫理を扱う独立した病院倫理委員会を設置するよ
　う推奨する.

[日本集中治療医学会倫理委員会. 委員会報告 Do Not Attempt Resuscitation(DNAR)指示のあり方
についての勧告. 日集中医誌. 2017; 24: 208-9 から一部改変して作成]

うになり, 現在は DNAR が主流になっています. DNAR の指示は, 終末期医
療と無関係になされるものであり, 心停止時に心肺蘇生をしないことを意味す
るものであり, それ以外の医療行為や看護, ケアに影響を与えないことを理解
しておくことが重要になります. 日本集中治療医学会は, DNAR の正しい理解
に基づいた実践のための勧告を公表しています **表13**. 2000 年初頭から DNAR
に替わって AND を使用する機会が増えてきているそうです.「試みる」という
否定的な表現をもつ DNAR に代わる用語として普及してきているようです.

K 倫理学, 医療倫理からみた終末期医療の問題点

　終末期に至る病態は多様なことから, 倫理学, 医療倫理から終末期医療を論
じる際には病態ごとにおける検討が必要になってくるかと思いますが, ここで
は終末期医療における共通の問題について考えていきます.

■1 治療の差し控えと中止の問題

　終末期医療の現場で問題となることとして，延命治療あるいは延命措置の差し控え（開始しない）と中止との選択をどうしたらよいかがあると思います．医療現場では，いったん開始した治療を中止することは許されないが，それを開始しないことは道徳的に許されるとの考えが一般的には受け入れられているのではないでしょうか．たとえば，呼吸不全に陥っている患者の場合に人工呼吸器を装着しない選択肢は許されますが，すでに人工呼吸器を装着している患者でそのスイッチを切る行為（治療を中止する）は許されない，法的に訴えられる可能性があると考えるのが通常の医療現場の考えといえるでしょう．人工呼吸器のスイッチを切った医師は，その行為によって患者が死に至ったという道義的責任あるいは心理的負担を感じやすいのですが，人工呼吸器を装着しなかった場合には患者の死を医師自らが担ったわけではない，自然経過としての死であるとの立場から，道徳的責任を感じにくい，あるいは心理的負担が少ないといえるのです．倫理学の視点からみると，治療の差し控えと治療の中止の間に道徳的に重要な違いが存在するか否かが論点になるかと思います．倫理学の書籍をみると，治療の差し控えと中止の間には道徳的に重要な違いはないとの考えが大半のようです．

　では，終末期に該当しない患者から治療の中止を希望されたとき，たとえば人工呼吸器のスイッチを切って欲しいと真摯に希望され治療を中止した結果，患者が死亡した場合はどうなるのでしょうか．わが国では治療を中止した医師が**自殺関与・同意殺人**（刑法 202 条）に問われる可能性があります．患者の自己決定権や最善の利益のみを根拠に生命維持に関与する措置を中止することの是非はいまだ倫理的にも結論が出ていない課題なのです．ダンとホープは，積極的自発的安楽死（判断能力のある者が死を意図して死をもたらすような行為を要請する場合の安楽死）について，「もしある患者にとって，今死ぬほうが長引く苦痛な死を味わうよりも最善の利益になるならば，またさらに，患者が殺されることを望んでいるならば，人を殺すことはもはや不正ではない．死が害悪ではなく便益となる場合で，しかも本人が死を望んでいるとき，人を殺すことは不正ではない」と述べています［ダン，ホープ．2020，p36]36).

■2 積極的治療かあるいは消極的治療か

　終末期において治療に対する姿勢が問題になるのは高齢者の慢性型終末期だ

JCOPY 498-14836

ろうと思います．たとえば，脳血管障害の後遺症や認知症が高度に進展した結果として，経口摂取が困難になった患者や寝たきりに近い患者，いわゆる老衰と考えられる患者に対してどこまで積極的治療を実施するかが医療現場では問われることになります．寝たきりになっている100歳近い患者に新たに経管栄養を実施することは現実的にはまずあり得ないのですが，では末梢点滴を開始するのは妥当でしょうか．事実判断と価値判断は必ずしも同一ではないという倫理学の原則から終末期医療を考えてみましょう．終末期かどうかにかかわらず，私たち医師は，当該患者が現在どのような病態を呈しているのか，つまりどのような疾患に罹患し重症度はどうなのかなどの医学的事実を把握し，治療法をどう選択するかなどの事実判断を常に下しているのです．価値判断については，医師からみた価値判断と患者本人あるいは家族の立場からみた価値判断の2つが考えられます．たとえば，100歳近い寝たきり患者が経口摂取ができなくなり入院してきたとき，医師の価値判断として，超高齢なこと，ADLが著しく不良なこと，治療を行ってもQOLの改善を期待しにくい，現在の寝たきりの状態から脱することが不可能なことなどの要因から積極的治療は求められないと判断をすることが多いと思います．ほとんどの家族（患者の意思確認は不可能です）も同様の価値判断をおそらくするだろうと予想されます．では，60歳代の寝たきり患者が水分・栄養補給をしないと不幸な転帰に至る可能性が高い場合はどうでしょうか．何らかの水分・栄養補給が必要であると事実判断を下しますが，価値判断をどう下すべきでしょうか．100歳近い患者の場合と同様に（年齢の要因は異なりますが）積極的治療は必ずしも必要ではないとの価値判断を医師が下しても，家族らは，延命のために積極的治療を求めるという価値判断をするかもしれません．結局のところ，終末期医療の問題は，医師あるいは医療従事者と患者・家族らの価値判断の一致あるいは対立（衝突）に依存することになるのです．終末期医療で両者が対立（衝突）する場合，積極的か否かは別にして何らかの治療を開始するかしないのかの問題と治療を開始するときにその内容の軽重（たとえば，末梢点滴のみにするか，より濃厚な治療になる高カロリー輸液にするか）をどうするかの問題に集約されるように感じます．

L 実際の医療現場では終末期医療にどう対応したらよいか

　私たち医師は，終末期に該当する患者を日々診療しているのですが，実際の

医療現場ではどう対応したらよいのでしょうか．おそらくその対応は，患者の病態や家族らの事情，経済的背景など多くの要因に左右されることから画一的な方針を定立することは不可能であろうといえます．ここでは，終末期医療への対応について，日本学術会議 臨床医学委員会終末期医療分科会が公表しているがんなどを対象とする亜急性期における終末期医療のあり方[17] を紹介しながら考えていきます．

① 終末期医療に関する本人意思が明確な場合
 (1) 本人の意思確認を繰り返し行った上で本人意思に従う．延命を希望する患者には適確な援助を行い，延命治療を拒否する患者にはその意思に従い延命治療を中止します．
 (2) 中止の対象とする医療行為として，人工呼吸器や人工透析などに加えて鼻孔カテーテルおよび静脈注射などによる栄養補給の中止も視野に入れることが許容されます．
 (3) 本人の意思が家族からの圧力や経済的理由などに依拠する可能性を常に考慮しながら本人意思の確認を反復しかつ慎重に行うことが求められます．
② 本人の意思確認ができないなかで終末期に移行している場合
 (1)「できるだけ長生きしたい」が多くの患者の希望であるとの前提で，患者にとって最善の医療を追求することが基本となります．
③ 本人の意思確認がないなかで，家族から延命医療の中止を求められた場合
 (1) 患者が何を望んでいたかを基本に家族による患者の意思の推定を容認した上で対処します．家族が患者の意思を推定できない場合には，医療・ケアチームが家族と十分話し合った上で患者にとって最善の治療方針を決定します．
 (2) しかし，患者の意思，つまり自己決定権を近親者らが単純に「代行」するあるいはできるとの考えかたには基本的には与しない（著者註: 患者の意思が不明な場合，近親者，つまり家族が患者の意思をすべて無条件に代行できると考えるべきではないと述べているようです）．
 (3) 家族意思の繰り返す確認も必要であり，なぜ延命治療の中止を求めるのかの内容の確認も求められます．なぜならば，その内容確認によって医学的対応の変更もあり得るからです．

JCOPY 498-14836

確かに①ならびに③については異論が少ないだろうといえますが，②の患者本人の意思確認ができていない状況での治療方針の決定は難しいのではないでしょうか．日本学術会議の結論では，患者にとって最善の医療を追求することが基本となるといった抽象的な表現にとどまらざるを得ないということでしょうか．

　実際の医療現場では，急性期や前述の亜急性期の患者以外に高齢ですでに寝たきり状態になっている患者や意思決定能力の喪失した認知症患者，脳血管障害などが原因となって遷延性植物状態になっている患者らに遭遇する機会の方が多いのではないでしょうか．わが国では，事前指示書の作成やACPの実施が進んでいないのが実情といえます．さらに何年にもわたって寝たきり，あるいはそれに近い状態で入院や入所をしている高齢者が数多く存在する事実があります．また，認知症が進行した結果，判断能力や意思表示能力を全く喪失した高度認知症患者も少なくありません．そのような患者が身体疾患を合併し治療が求められるとき，あるいは終末期に至ったと判断されるとき，患者の意思確認をすることは不可能です．家族も何年にもわたって患者との意思疎通ができていない状況のため，家族による患者の意思推定も極めて困難と言わざるを得ません．実際の医療現場では，このような状況に至っている患者が少なくないことを臨床医ならば理解できるかと思います．翻って医療倫理を扱う書籍のほとんどでは，口頭で意思表示ができる患者や判断能力などが喪失していても事前指示書などによって自身の意思表示がすでにできている患者，患者の意思を推定することができる家族らが存在することを前提にして論理を構築しているといえるでしょう．しかし，実際の医療現場では，患者本人の意思を確認できない場合が多く，さらに家族らが患者の意思確認を推定できない場合や家族（とくに高齢配偶者）が推定をする能力を欠くあるいは推定をすることに後ろ向きである場合もしばしばあるのです．結局，医療従事者は，パターナリスティックな対応をせざるを得ないのが実情でしょう．机上の空論を振りかざす医療倫理に準拠している限り，実際の医療現場での悩みや迷いは解決できないのではないでしょうか．

●参考文献

[1] 日本救急医学会. 学会通信 救急医療における終末期医療に関する提言（ガイドライン）について. 日救急医会誌 2007: 18; 781-6.

[2] 日本老年医学会.「高齢者の終末期の医療およびケア」に関する日本老年医学会の立場表明 2012.（日本老年医学会ホームページ 2021 年 11 月 14 日閲覧）

[3] 日本学術会議 死と医療特別委員会. 死と医療特別委員会報告―尊厳死について―. 平成 6 年 5 月 26 日.

[4] 厚生労働省. 人生の最終段階における医療・ケアの決定プロセスに関するガイドライン. 改訂 平成 30 年 3 月.

[5] 人生の最終段階における医療の普及・啓発の在り方に関する検討会. 人生の最終段階における 医療・ケアの決定プロセスに関するガイドライン 解説編. 改訂 平成 30 年 3 月.

[6] 日本医師会 生命倫理懇談会. 第 XVI 次 生命倫理懇談会答申 終末期医療に関するガイドライン の見直しとアドバンス・ケア・プランニング（ACP）の普及・啓発. 令和 2 年 5 月.

[7] 公益社団法人 全日本病院協会. 終末期医療に関するガイドライン〜よりよい終末期を迎えるた めに〜. 平成 28 年 11 月.

[8] 日本老年医学会. 高齢者ケアの意思決定プロセスに関するガイドライン〜人工的水分・栄養補 給の導入を中心として〜. 日老会誌. 2012: 49: 633-45.

[9] 日本救急医学会と日本集中治療医学会，日本循環器病学会 合同. 救急・集中治療における終末 期医療に関するガイドライン〜3 学会からの提言〜. 平成 26 年 11 月 4 日.

[10] 日本小児科学会 倫理委員会小児終末期医療ガイドラインワーキンググループ. 重篤な疾患を持 つ子どもの医療をめぐる話し合いのガイドライン. 2012 年 4 月 20 日倫理委員会承認版.

[11] 透析の開始と継続に関する意思決定プロセスについての提言作成委員会. 透析の開始と継続に 関する意思決定プロセスについての提言. 透析会誌. 2020; 53: 173-217.

[12]「医療現場における成年後見制度への理解及び病院が身元保証人に求める役割等の実態把握に関 する研究」班. 身寄りがない人の入院及び医療に係る意思決定が困難な人への支援に関するガイ ドライン. 2019 年 5 月.

[13] 日本集中治療医学会倫理委員会. 委員会報告 Do Not Attempt Resuscitation（DNAR）指示の あり方についての勧告. 日集中医誌. 2017; 24: 208-9.

[14] 日本集中治療医学会倫理委員会. 委員会報告 DNAR（Do Not Attempt Resuscitation）の考え 方. 日集中医誌. 2017; 24: 210-5.

[15] 日本集中治療医学会倫理委員会. 委員会報告 生命維持治療に関する医師による指示書（Physi-cian Orders for Life-sustaining Treatment, POLST）と Do Not Attempt Resuscitation（DNAR）指示. 日集中医誌. 2017; 24: 216-26.

[16] 日本集中治療医学会倫理委員会. 委員会報告 日本集中治療医学会評議員施設および会員医師 の蘇生不要指示に関する現状・意識調査. 日集中医誌. 2017; 24: 227-43.

[17] 日本学術会議 臨床医学委員会終末期医療分科会. 対外報告 終末期医療のあり方について―亜 急性型の終末期について―. 平成 20 年（2008 年）2 月 14 日.

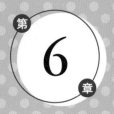

第6章 倫理学，医療倫理からみた診療ガイドラインの性格

医学の急速な進歩に伴い医療情報が増大化してきている昨今，私たち医師は，専門分野の膨大な医学・医療情報ですらその修得が困難になってきています．一方，医療現場では科学的な根拠に基づいた医療(EBM)の実践が求められています．そのような状況下で診断や治療を含めた医学的知見をQ & A方式やフローチャートでわかりやすく解説した診療ガイドラインが医療現場で広く利用されています．診療ガイドラインは，「私の経験ではこうしていたから，このほうがうまくいくから」，「感覚的にこのようにしたほうがよいから」といった個々の医師の経験や直観ではなく，科学的な証拠に基づいた医療を提供することを目的に作成された文書です．本章では，倫理学，医療倫理からみた診療ガイドラインの位置づけや性格について実臨床の立場から考えていきます．

A 診療ガイドラインの課題

診療ガイドラインは，1999年に厚生労働省が国内12学会にその作成を依頼したことが始まりとされています．診療ガイドラインは，Mindsガイドラインライブラリによると「健康に関する重要な課題について，医療利用者と提供者の意思決定を支援するために，システマティックレビューによりエビデンス総体を評価し，益と害のバランスを勘案して，最適と考えられる推奨を提示する文書」と定義されています(https://minds.jcqhc.or.jp/s/about_guideline 2021年9月4日閲覧)．ここでは，診療ガイドラインの問題点あるいは課題について考えてみます．

平野は，法律家の立場から以下の課題を指摘しており，著者の私見とともに紹介をします［平野．2018, p415-416］[29]．
① 医療が標準化されるため，例外的な病態や患者の個別性が無視され，オーダーメイド医療の流れに逆行する．おそらくこの課題が倫理学，医療倫理から

みた診療ガイドラインの最大の争点であろうといえます．手嶋は，診療ガイドラインの内容はあくまで平均的な指針であり，診療ガイドラインに当てはまるのは患者のうち「せいぜい60％〜90％」であると述べています［手嶋. 2020, p150］[38]．

② 新規な医療は，エビデンスが乏しいために診療ガイドラインに取り込まれない，あるいは推奨レベルが低くなり，新規の有望な治療法が普及しない．しかしながら，この課題については，短期間に診療ガイドラインを改訂することで解消可能であり，必ずしも診療ガイドラインにすべて従う必要がないという立場から考えると重要な課題ではないといえます．

③ エビデンスに乏しいが広く使用されている診療が診療ガイドラインに取り込まれないか推奨レベルが低くなる．この課題は，古くから行われてきた診療行為や薬剤使用について当てはまることが多く，たとえば，長期間使用されてきている酸化マグネシウムに関して有効であるとの明確なエビデンスがないことが挙げられます．今さら，薬価の低い薬剤について科学的な根拠を求める臨床研究が実施されるとはとても思えません．

④ 診療ガイドラインの改訂頻度が少ないと，内容が古くなりかえって標準的ではなくなる．この課題については改訂の頻度を増やすことで解決は可能ですが，医学の急速な進歩と異なって医療現場で実施されている医療内容にはそれほど急激な変化があるわけではないことから，頻繁に診療ガイドラインを改訂する必要はないかもしれません．診療ガイドラインを絶対化し遵守すべきと考えず，医師が必要に応じて診療ガイドラインを参照する姿勢であれば問題にはならないでしょう．

　米村は，診療ガイドラインについて以下の点を指摘しています［米村. 2016, p121-122］[17]．

① 診療ガイドラインの背景となるEBMは，医師の個人的な知識や経験によるばらつきを排除することが目的であるが，医療内容のばらつきは患者側の要因でも生じる（典型的には薬剤アレルギーの存在など）．

② どの治療法が当該患者に効果があるかは一般的知見とは別に評価を要する問題であり，患者側の変動要因をEBMによって排除できない．EBMは，医師側の変動要因を排除する限度で用いる必要がある．

③ 診療ガイドラインの策定過程で一定の評価や解釈の偏りが生じている可能

JCOPY 498-14836

性がある．一部の医師が特定の立場から推奨治療を決定する可能性も否定できない．
④ 診療ガイドラインの内容を直ちに医療水準であるとし，診療ガイドラインに従わない診断や治療を当然に過失ありと判断することは不適切である．いかなる医療を実施すべきであったかは，諸事情の総合的な考慮によって個別的に認定判断するほかはない．

手嶋は，以下の3点を挙げて過失の判断となる医療水準と診療ガイドラインは異なる枠組みで発展してきたものであり，これを考慮したうえで責任法上の利用を考えるのが穏当であると述べています［手嶋．2020，p153-154]38)．
① 診療ガイドラインは妥協の産物・人工的な取捨選択が行われる可能性もあることから，ガイドライン作成の動機付け，経緯の追跡が必要になる可能性があること．
② 矛盾するガイドラインが複数発生する可能性があること．
③ 診療ガイドラインが概括的な内容に終始する場合には，具体的事案の解決には直結しないことも十分にありうること．

医師が診療ガイドラインを遵守していなかった場合，医療訴訟で常に医師の過失が認定されるのでしょうか，この疑問に関して桑原ら[1]の報告が参考になるかと思います．彼らは211件の裁判例の法的解析を行い，診療ガイドラインの法的位置づけについて以下のように述べています．
① 診療ガイドラインが引用されている「過失の有無の判断」の数は全体で200件に及んでいた．
② 診療ガイドライン不遵守イコール過失ではない．診療ガイドラインに不遵守であったことが医師の過失と同等の意味をもつわけではないということです．
③ 診療ガイドラインの不遵守がないと判断された92件で過失がないと判断されたものは90件（97.8%）と圧倒的に多い．つまり，診療ガイドラインを遵守している事案では，ほとんどにおいて医師の過失はないと認定されているのです．
④ 診療ガイドラインの不遵守があると判断された66件では，過失があると判断されたもの31件（47.0%），過失がないと判断されたもの35件（53.0%）とほぼ拮抗していた．つまり，診療ガイドラインを遵守していない事案であっても医師の過失が必ずしも認定されるわけではないということです．

前記の平野も「診療ガイドラインに従わなかったのに過失が認定されなかった事案では，従わなかったことについて合理的理由があったことが認定されている場合が多い」と述べています［平野. 2018, p419][29]．

診療ガイドラインを直接名指しているわけではありませんが，小松は，医療の治療法は，たとえ確定していたとしても確定するのはあくまでも一般的なデータにすぎない．これに対して治療を受ける人たちは，1人ひとりが別の顔をもった個人である，1人ひとりは一般人ではないのでいつもデータが当てはまるとは限らない，と述べ，医療行為には何一つ再現性がないことから臨床医学はいつも実験であることを免れない，としています［小松. 2020, p143][42]．診療ガイドラインを絶対視し遵守すべきであるとする昨今の医療界あるいは法曹界に対する警告といえるかもしれません．

Ⓑ 診療ガイドラインの法的位置づけと医療側の反発

法律からみた診療ガイドラインの最大の問題点は，本来学会の内的，自主的規範であった診療ガイドラインが医療訴訟において医師の過失を立証（証明）するために利用あるいは悪用されていることです．つまり，診療ガイドラインは，医師が医療行為を行う前あるいはその過程で患者にとって有益な診断や治療をするために利用されるのですが，法律家は，発生した医療事故あるいは医療過誤について医療行為の後でその法的責任を追及するために利用するのです．ここに医療側の反発や不満があるのです．日本の民事訴訟では，書証（証拠）として提出できる範囲にほぼ制限がないことから診療ガイドラインが存在している医療分野に関する訴訟では，ほぼ必ず診療ガイドラインが証拠として提出されるのが現実なのです．原告（患者）訴訟代理人弁護士は，この診療ガイドラインを盾にして医療側の不法行為責任や債務不履行責任を追及してきます．たとえば，診療ガイドラインに記載されている医療行為を実施していなかったことが医師の過失であると主張するのです．一方，医療訴訟を担当する裁判官も「診療ガイドラインは策定時点における医学的知見を集約し，標準的な診療内容を示すものであるから，……医療水準を認定する上で重要な資料になる場合も多い．そのため，事案に関する診療ガイドラインが公表されている場合には，提出することを検討すべきである」として積極的に医療訴訟における診療ガイド

JCOPY 498-14836

ラインの利用を促しています［森冨ら，2016, p160-161］[19].

　医療訴訟で医師の過失の有無を判断する基準として，**診療当時のいわゆる臨床医学の実践における医療水準**が用いられることが多いのですが，この医療水準を判断するために診療ガイドラインが利用されるのです．診療ガイドラインが公表され，個々の医師あるいは医療機関がその内容を入手することができる環境にあるならば，その診療ガイドラインで示されている記載がその医師あるいは医療機関にとっての医療水準として法的に認められてしまうのです．この認定された医療水準と医師あるいは医療機関が実施した医療行為が比較考量され，後者が前者を下回っていると判断されたとき，医師の過失が認定されることになるのです．平野は，「診療ガイドラインの存在を知りながらそれと異なる医療をあえて行った場合，それが当該患者についてはより効果的であると医師が判断したというのであれば，判断根拠を説明することは可能なはずである」と述べています［平野，2018, p425］[29].　診療ガイドラインと異なる医療行為を行うときには，医師としてそれなりの根拠や自身の診療に対する考えかたをきちんともったうえで実施すべきということでしょうか．過失の判断の目安になる医療水準はあくまでも法的責任の概念であり，診療ガイドラインは，医療者の診療技能の向上を目的とする医療専門家が用いる手段であるという違いを少なくとも認識しておくべきでしょう．

　医師の立場から診療ガイドラインをみますと，医療がマニュアル化され個々の医師の裁量が狭められる，長年臨床に携わってきた医師としての経験が否定される，その内容が総論的で実際の診療に役立たないなどの不満があるかと思います．前述の Minds ガイドラインライブラリでは，「診療ガイドラインは，医療者の経験を否定するものではありません．またガイドラインに示されるのは一般的な診療方法であるため，必ずしも個々の患者の状況に当てはまるとは限りません．使用にあたっては，上記の点を十分に注意してください．臨床現場においての最終的な判断は，患者と主治医が協働して行わなければならないことをご理解ください」と述べています．

C　功利主義からみた診療ガイドラインの功罪

　功利主義からみた診療ガイドラインの位置づけを理解するためにはまず功利主義についての基本的な理解が必要になってきます．ここでは，奈良の論説を

主に援用しながら功利主義について解説をしていきます[赤林. 2017. p35-40.（奈良雅俊. 第2章 倫理理論.）][23].

　功利主義は，帰結主義(ある判断や行為が道徳的に正しいか否かを判断や行為の結果の良し悪しのみによって判定する立場)に属する理論のひとつであり，よい結果とは，行為の影響を受ける者(関係者)の幸福が最大化されることを原則としています．功利主義では価値があるのは幸福だけであり，**最大多数の最大幸福**を理想としています．功利主義の長所として，「各人をひとりとして数え，誰もひとり以上に数えない」(ベンサム)ことから，その人の地位や性別，金銭的優越性などによって差別をしないことが挙げられます．つまり，「人をひいきしない」という公平性が重要なのです．一方，短所として，① 幸福や不幸を単一の基準で測定することが不可能(幸福や不幸などの判断には個人差があり平均化できない)，② 行為の帰結だけを考慮することで個人の権利や正義を考慮に入れないために直観に反する結論を導くことがある(道徳的に不正な行為を正当化する危険性がある)，③ 分配的正義に対する配慮がない(少数者を犠牲にして多数者が幸福を享受することを正当化している)，④ 幸福の最大化を求めるがゆえに個人に過大な要求をしている(道徳的義務と義務を超えた行為の区別ができにくい)，が挙げられます．功利主義は，最大多数の最大幸福を指針として行動せよ，が原理になっていることを援用すると，診療ガイドラインの目的は，「最大多数の患者を対象にして治療の利益が最大になるように設定された診療指針」ということができます．また，診療ガイドラインが正当化されるのは，診断や治療を受ける患者の利益が最大化されることに拠っているのです．

　しかしながら功利主義には以下の問題点があります．

① 全体の効用を増大させるためには少数者の犠牲はやむを得ない．
② 全体の範囲を厳密に確定できないことから効用の総和を計算することができない．
③ 個人の幸福や利益は多様であり，それぞれの価値観を比較することができないし，その総和を計算することができない．
④ 全体の効用を増大させることを第一とすると，不正な行為(たとえば人を殺す)あるいは常識的には行ってはいけない行為(たとえば他人を騙す，うそをつ

JCOPY 498-14836

く）も容認されることになる.

　功利主義におけるこれらの問題点を診療ガイドラインに従った治療に当てはめて考えると以下のように解釈されます.

① 多くの患者の治療が成功するためには少数の患者に生じる有害事象はやむを得ない. 各患者の医療上の個別性が無視されてしまい, その結果, 一部の患者における犠牲のうえに多くの患者の善, すなわち医療上の利益が成立しかねないというわけです.
② 医療では逆にある疾患の治療対象となる患者群を確定することができるので, その治療効果の総和を計算することは可能かもしれません.
③ ある疾患の治療について患者が求めているゴールは多様なことから, それぞれの患者の治療効果を比較できないし, その総和を計算することが困難である. 一方, 患者側からみると, 疾患の治癒, 可能ならば完全な回復が唯一のゴールとも解釈できます. その考えに従うと, 治療効果の総和を算出することが可能ともいえるのです.
④ 患者全体の治療効果を増大させるためならば, 診療ガイドラインから逸脱した治療を行ったり一部の患者を犠牲にしたりすることも許容されることになります.

　これらのなかで医療現場において特に問題になるのは①と③とではないかと思われます. つまり, 診療ガイドラインの記載は, 前述したように患者の60%から90%には有効であろうといえるのですが, 治療に対する反応は患者個人間で異なる可能性があり, 少数の患者では診療ガイドラインに即した治療を行うことで有害事象が生じてくることもあるはずですが, 功利主義に従うとそれはやむを得ないことになってしまいます. また, 治療を求めてくる患者の価値観は多様であり, その患者の人生観や家族や社会との関係性, 職場の環境, 経済的問題などによってどの程度の治療を求めているのかは異なります. 医学的な治療の理想は完治であろうかと思いますが, 実際には慢性疾患のように完治せずに長期間付き合っていかなければならない疾患も多く, 患者ごとに求めている治療の目標や程度は異なるのです. このように考えると, 功利主義から診療ガイドラインは正当化されにくいように思われます.

JCOPY 498-14836

D 義務論からみた診療ガイドラインの功罪

　義務論から診療ガイドラインは正当化されるのか，あるいはそれに従うべき義務が存在するのかについて考えていきます．カントの「すべて経験的なものは，道徳の原理の付加物であって，全く原理としての用をなさぬばかりでなく，道徳の純粋性そのものにとってきわめて有害である」[土岐ら．2005，p294][2]との言葉を医療現場に敷衍しますと，「医師の経験的な診療は，医療倫理として全く用をなさないばかりでなく，医療倫理が本来もつ患者にとって最善の利益を考えるうえできわめて有害である」と解釈されることになります．医師の経験に基づいた医療ではなく，客観的原理に則った医療を実施すべきとの結論に至ります．この客観的原理として診療ガイドラインが該当するかどうかを検討してみます．カントは，定言命法が義務論の基礎になることを強調しています．定言命法は，「汝の格率が普遍的法則となることを汝が同時にその格率によって意志しうる場合にのみ，その格率に従って行為せよ」[土岐ら．2005，p286][2]を意味していますが，要するに私たちが選択した行動指針（格率あるいは格律）が誰でも従うことができる普遍的なルールに該当するかどうかを検討する思考法であり，普遍的なルールになり得る場合にのみ私たちが選択した行動指針は正しいと判断されるのです．「すべての医師は，診療ガイドラインに従った診療を行わなければならない」が普遍的なルールになるかの問題になります．これが普遍的なルールになると仮定すると，医師としての裁量はなくなり，患者の特性も考慮されずに一律の診療がすべての患者に課せられることになってしまいます．これが普遍的なルールになるかは疑問といえます．したがって，すべての医師は，診療ガイドラインに従った医療を行わなければならないというルールは普遍化されないのです．カントがいう完全義務と不完全義務の立場から考えると，診療ガイドラインに従うことは不完全義務に該当します．つまりいかなる状況でも必ず従わなければならない完全義務ではなく，それに従えば功績となる不完全義務に属すると考えられるのです．

E 徳倫理学からみた診療ガイドラインの功罪

　徳倫理学が考える正しい行為とは，もし有徳な行為者が当該状況にあるならなすであろう，有徳な人らしい行為であるとき，またその場合に限り，正しい

とされています [ハーストハウス. 2014, p42-43][11]. 有徳な人になるためには，いかに行為すべきかを学習する必要があり，そのためには教師と学習がなされる文脈を初めに信頼しなければならないとされています. この学習は，単なる習慣ではなく駆り立てる向上心が必要になってきます. この向上心の要素として，ある行為をすることの意味を理解すること，手本を真似るのではなく，ある行為には何が必要なのかを自身で認識し，自らができるようになること，上達しようとの努力を伴っていることが含まれています [アナス. 2019, p89][32]. これらの言説を医療に置き換えると，有徳な医師がある診療をする際，有徳な医師に見合った医療行為を行うときに限り，その医療行為は正しいとされるのです. その医師として有徳さを身につけるためには，いかに正しい医療を行うべきかを考える必要があり，そのためには，教師の役割をもつ診療ガイドラインを信頼し医療を行うことが重要になります. しかし，診療ガイドラインに全面的に依拠するのではなく，自らがその医療行為の意味を考え，自らの診療スキルを高めることが求められると解釈されるのです. 徳倫理学の立場から診療ガイドラインを考えると，医療を進める際の教師としての役割を診療ガイドラインはもつのですが，最終的にはこれを参考にしながら，医師個人が自らの医療行為が患者にとって益をもたらすのか否かを考慮し，自らの診療スキルを高めようとする向上心が求められることになります. ある疾患を初めて治療する際，初学者として診療ガイドラインに準拠した治療を開始することに異論はないのですが，その後，同様の疾患を経験しながら，医師自身がその治療について吟味し，また反省をしながら治療に対するスキルを向上させることで有徳な医師になることができるのです. この積み重ねによって診療ガイドラインに頼らずとも有徳な医師に適った医療行為を実施することが可能になると徳倫理学は示唆しているのです. 有徳な医師になり得たならば，診療ガイドラインに準拠することなく有益な治療をごく自然に，またなんら躊躇することなく実施することができるのです.

●参考文献
[1] 桑原博道, 淺野陽介. 特別寄稿 2 ガイドラインと医療訴訟について―弁護士による 211 の裁判例の法的解析―. Minds 診療ガイドライン作成マニュアル. 2015 年 12 月 1 日掲載.

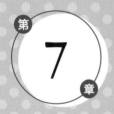

第7章 病名告知・真実告知は倫理的に適ったことなのか

　病名告知という言葉を聞くと，がん治療における必要性が頭に浮かぶのですが，それ以外に神経変性疾患や神経難病，遺伝性疾患，精神疾患，ある種の感染症などに関する診断や予後の告知などにも広がるものであり，病名告知というよりも真実告知と呼ぶべきものかもしれません．さらに医療現場では疾患に限らず，医療者のミス(医療過誤)や医療者の技量，医療施設の治療成績などについてどこまで患者や家族らに告げるべきか，あるいは告げるべきではないかという問題も考えていかねばならない課題といえます．また患者の生前の臨床診断と死後の病理解剖による病理医の診断との間で乖離が生じることもしばしばあるのですが，遺族にその結果が告知されることはそれほど多くはないでしょう．本章では，病名告知，広い意味での真実告知が倫理学，医療倫理の立場からみて適ったものなのか否かについて考えてみます．

A 医療現場で行われる真実告知と異なる医療行為

　私たち医師は，日常診療で常に真実告知を実施しているわけではなく，患者によって真実を告げない医療行為をしばしば行っています．服部の論説を参考にしながらこの問題について考えてみます［浅井. 2002. p73-86.（Ⅲ. 医療現場のジレンマ. 服部健司. 第2章 真実告知と開示基準.）］[1]．Burack[1] は，真実告知と相反する行為として欺瞞と隠蔽を挙げています．欺瞞は，真実と異なる病名や病態を明確に語る嘘(虚偽)と患者の誤解や誤認を誘う言語的表現あるいは非言語的行為に分類されます．前者としてはがんを良性腫瘍と偽って伝える場合であり，後者では，がんとは断定できないのでもう少し詳しい検査が必要ですと伝える(婉曲的表現)場合などを指しています．睡眠薬の代わりにプラセボ薬を使用するのも後者に該当します．著者の守備範囲である認知症診療では，アルツハイマー型認知症であることが明らかになった患者に対して「年齢相応のもの忘れですね」と語るのは嘘であり，「ものを忘れる病気の傾向がありますね」と

JCOPY 498-14836

伝えるのは誤解や誤認を招く婉曲的表現に該当します．**隠蔽**は，明らかに重要な医療情報を得ているにもかかわらず，その情報開示を意図的に差し控える場合と都合のよい部分を選択的に開示する場合に分かれます．たとえば，血圧が180/88 mmHg であったとき，「（実際の測定値を告げずに）これくらいの血圧ならばよいでしょう」と患者に告げるのは意図的に差し控えることであり，「血圧がやや高いのですが下の血圧が 88 だから大丈夫でしょう」と伝えるのは都合のよい事柄だけを伝える部分的，選択的な開示といえるのです．

　日々の診療を振り返ってみると，私たち医師が患者や家族らに説明する内容の多くは部分的，選択的な開示にとどまっているのではないでしょうか．倫理的には真実告知に反する行為といえますが，果たして患者や家族にすべからく真実を伝えることが有益なのか，患者自身が真にそれを望んでいるのか，いたずらに真実を告げられることで逆に患者が不安にならないか（たとえば，その日の診察時血圧は 180/88 mmHg であったが普段は 130/90 mmHg 前後で推移している患者に対してその日の血圧を告げることで血圧値が気になってしばらく寝られなくなる）などの弊害について十分検討されるべきことではないでしょうか．嘘をつくことと真実を述べないことの差異を強調し，嘘をつくことは許されないが真実を述べないことは許されると考える論者もいるそうです．

　医療現場で真実告知をしなければならない場合，どこまで医療情報を伝えるべきなのでしょうか．とくに患者にとってよくない情報をどの範囲まで伝えたらよいかに悩むことはしばしばあると思います．しかし，倫理学，医療倫理は，この課題について明確な指針を示していないのです．個々の患者の病態や信条，医療に対する期待，家族らの考えなどを中心に据えると，開示範囲を定めることができないのは当然ともいえます．ここでは，参考としてインフォームド コンセントにおける説明義務を考える際に誰を基準として説明をするかについて示しておきます．以下の4つの基準が想定されます[川畑. 2021, p48-49][48]．

① 合理的医師基準：平均的あるいは合理的な医師ならば患者に説明するであろうと思われる範囲で説明すれば足りるとする説，医師の間での一般的な慣行に基づいた説明をすること．
② 合理的患者基準：平均的あるいは合理的な患者ならば通常重視するであろう，あるいは必要と考える情報を説明の対象とする説，平均的な患者ならば重視するであろうことを説明すること．

③ 具体的患者基準：具体的に個々の患者が重視している重要なあるいは必要と考えている情報を説明の対象とすべき説，その患者に固有な情報を提供し説明すること．

④ 二重基準：個々の患者が重視しかつ合理的な医師ならば認識できたであろう情報を説明すべきとする説．

　インフォームド コンセントに関連する近年の裁判判決の趨勢は，患者を中心とした説明，つまり②③④に準拠したものになってきているようです．

Ⓑ　倫理理論からみた病名告知

　倫理理論のなかで功利主義ならびに義務論，徳倫理学からみた病名告知，真実告知について考えてみます．

1 功利主義

　功利主義者である J. S. ミルは，「効用という神聖な規則ですら例外のありうることは，すべての道徳論者が認めている．重要な例外としては，ある事実を伏せておくこと（たとえば，犯罪者に情報が伝わらないようにすることとか，重篤な病状であることを病人に知らせないこと）がある．これは，巻き込む意味のない深刻な害悪から人を［特に（情報を知っている）当人以外の人を］守ることになるし，しかも（嘘をつかなくても）口を閉ざしていれば，それだけでできることである」［ミル. 2021, p60][44]と述べています．ミルの言説は，19 世紀の時代背景を踏まえたものであり，現在の状況にはそぐわないともいえます．**行為功利主義**（個々の行為に功利主義原理が適用されるとする考えかた）の立場では，より大なる悪を避けるためには小なる悪となる嘘は認められる可能性がある一方，告知によって患者・医師関係の親密さの向上あるいは治療全体の見通しの明確化，治療への満足度の向上，家族の負担軽減などを期待できることから真実告知が正しいと考えることもできるそうです．行為功利主義では，相反する結論を導き出すことが可能になるのです．**規制功利主義**（個々の行為ではなく倫理的規則や制度に対して功利主義原理が適用されるとする考えかた）では，嘘は個別的利益をもたらすことがあるかもしれないが医療者に対する社会の信用を失わせることでより大きな危害をもたらすので認められないと結論されま

す．つまり規制功利主義では，病名告知はなされるべきとされるのです．功利主義から考えると，病名告知をした場合としなかった場合での患者や家族，医療従事者らにもたらされる快苦が比較考量され，告知したときの快あるいは益が大と判断されるならば，病名告知，真実告知をすべきであると判断されます．一方，病名告知をすることで患者やその関係者に苦痛あるいは不利益が大になると判断されるときには，病名告知をすべきではないとの結論に至るのです．功利主義からみた病名告知は，患者やその関係者全員の幸福の総和量によってすべきか否かが決定されるのですが，問題点としてそもそも患者やその関係者の幸福をどのように見積もるかの規定が不明あるいは不確かなことから定立した結論を導き出すことが困難といえるようです．

② 義務論

　カント的義務論では，人を殺してはならないことと同様に嘘をついてはならないことは他人に対する完全義務に属しており，どのような状況においても従わなければならない厳格な義務に当たることから，真実の非開示は不正であり，常に真実を告知することが義務になるといえるのです．この原則に従うと，いかなる臨床場面でも病名告知，真実告知をしなければならないことになります．カントは，嘘をついてはならない場面として以下の例を挙げているそうです．「あなたの家に友人が逃げ込んできた．友人は人殺しに追われていると言う．しばらくして，その人殺しがあなたの家の玄関に来て，友人が家に隠れているのではないかと尋ねる．ここであなたには，友人は家の中にいますよと正直に言うか，向こうに走っていったと嘘をつくかのいずれかの選択肢しかないとする．あなたはどうすべきであろうか」［児玉．2020，p63-64］[34]．カントによると嘘をつくべきではないのは，以下のふたつの根拠から導き出されるとされます［土岐．2005，p254-257，中山．2012，p57-59］[2,10]．ひとつは，「抜け目のなさ」による判断に基づいたものであり，わかりやすく述べると，嘘をついて，つまり病名告知をしないでその場を逃れてもその後に辻褄を合わせるために別の嘘，つまり真実の病態以外の虚偽の病態を語らざるを得なくなり，さらに嘘がばれると医師としての信用を失い，患者との信頼関係が壊れてしまうことになるのです．ふたつめは「義務に適っている」ことからの判断根拠です．その人がもつ行動指針，つまり病名告知をしないという考えかたが客観的，普遍的な原理である法則になるか否かを検討することです．真実の病名を言わない，つまり

嘘をつくというルール（その人の行動指針）が道徳規範として普遍的に成り立つとすると，誰も他人の言うことを信じなくなり，社会が成立しなくなってしまいます．したがって前記の場面でも嘘をついてはならず，結果として友人が殺されることになっても正直に友人が家の中にいることを告げるべきであるとカントは考えます（義務論では，結果の良し悪しは関係しないのです．非帰結主義とも呼ばれます）．いかなる場面でも例外なく正直であること，つまり嘘をつかない，真実告知が正義とみなされるのです．さらにカントの考えでは，人は，何らかの目的を果たすための単なる手段として他人を扱ってはならないとされます．この考えに従うと，ある治療目的のために黙ってその治療を開始することは，他人をその治療目的のための道具として扱うことになってしまいます．他人を道具として扱わないためには，病名告知を実施して患者の同意を得ることが義務論から導き出されるのです．これらの論理から，義務論では病名告知あるいは真実告知は常に行うべきことになるのです．

3 徳倫理学

　徳倫理学では，「行為は，もし有徳な行為者が当該状況にあるならなすであろう，有徳な人らしい（つまり，その人物にふさわしい）行為であるとき，またその場合に限り，正しい」とされ，「有徳な行為者とは，ある性格特性すなわち徳をもち，かつ働かせる人のことである」とされています［ハーストハウス．2014，p42-43][11]．したがって医師のなかで徳とみなされるのは，患者の健康という目標を実現するのに役立つ性格特性となるのです．性格特性とは，性格から発する一定の特徴的な仕方で行動するために人に備わる信頼に足る傾向性のことと理解することができます［ラッセル．2015，p442．（ゴバル・スリーニヴァサン．第13章 徳倫理学に対する状況主義者からの批判．)][13]．医療上の善行や信頼，勇気は徳とみなされます．たとえば，医師が信頼に値するとの思いがあることで，患者は，個人的な情報を安心して打ち明けられるようになり，効果的な診断と治療に役立つのです．同様に健康状態に関して真実を告げることは真実を語るという徳に属するものであり，これに従うならば，医師は，患者の健康状態に関して真実を告げるべきであるとの結論に至ります．ハーストハウスは，真実を語るという行為は，「大いに苦慮した後で，深く後悔をしながら，正しい理由に基づいて，聞く側の人を後で支えるための手筈をできる限り整えたうえで，真実を語る」のが有徳な行為者にふさわしいことなのである，と述べているそうです

JCOPY 498-14836

［ラッセル. 2015, p280.（リーゼル・ファン・セイル. 第8章 徳倫理学と正しい行為.）]13). また, 真実を語るという徳あるいは正直という徳は, お決まりの対応としてあらゆる情報を明らかにする医師や向かいに座る患者に複雑な情報を投げ渡して, それが患者の仕事だからという理由で患者に解読させる医師になるのではなく, 容態に関して知りたい情報を患者自身が理解するのを慎重に気を配りながら手助けできる医師になることを要求するとヒッグズは語っているそうです［ラッセル. 2015, p313-321.（ジャスティーン・オークリー. 第9章 徳倫理学と生命倫理学.）]13). 正直や思いやり, 誠実, 良心的, 正義をいった徳を身につけたうえで真実を語ることが徳倫理学では求められるのです. これらの言説は, 患者には知る権利がある, あるいは功利主義が強調する真実の告知が効用を最大化させる, 義務論が述べる嘘をついてはならないという義務論的制約とは異なった理由に依拠しています. 患者に対して真実を語ることは, 患者の自律尊重の原則を損なうことなしに健康という医療上の目標の達成に役立つことにつながるのです［ラッセル. 2015, p317-318.（ジャスティン・オークリー. 第9章 徳倫理学と生命倫理学.）]13). 徳倫理学から病名告知を考えると, 有徳な医師ならば誠実や善行, 信頼などの徳をもって真実告知を行い, 患者を支援していくことになるのです.

Ⓒ 不治の病と診断される患者への病名告知・真実告知

　末期がんや筋萎縮性側索硬化症(ALS)などの神経難病と診断された患者における病名告知の是非について倫理理論はどのような解釈をしているのでしょうか. 功利主義では, ある医療行為や規則が正しいかどうかは, それらがもたらす結果(帰結とも呼びます), つまり患者に幸福や利益をもたらすかどうかによって判断されます. 病名を告知することで患者自身はどう受け止めるのか, 家族らにどのような影響を与えるのか, 嘘の病名を告げることはマイナスの影響を及ぼすのかなどを考慮することになります. **行為功利主義**では, 道徳的評価の対象は個々の医療行為であり, 不治の病であるとの真実を告知しないことが最もよい効果(効用)をもたらすと判断されるならば, 病名を告知することにこだわることは行為功利主義に反することになります.「真実を語ることによって, 幸福になる人はひとりもおらず, それどころかとても不幸になる人さえ出てくるならば, その場合, 嘘をつくことは正しい」と行為功利主義者は主張することになります［ハーストハウス. 2018, p47-48]11). つまり, 必要に応じて

病名を告知しないことは許されるといえるのです．**規則功利主義**では，道徳的評価の対象は個々の医療行為ではなく医療規則や義務であり，医療現場で医師があらゆる場合に病名を告知しないとするならば，患者や家族は，疑心暗鬼になり医療に対する信頼性が失われることになるので，結果として患者の利益よりも害悪(不利益)のほうが上回ることになってしまいます．したがって規則功利主義からは，たとえ不治の病であっても病名告知をすべきであるという規則は遵守されるべきといえるのです．

義務論では，根治的治療法がないと診断された患者のためにならない病名告知は不要であるという医療行為の格律(医師の行動指針)が義務になりうるか否かについて，この格律が普遍化可能かどうかを検討してみるとよいでしょう．医師が患者のためにならないと考え病名を告知しないとすると，患者が医師のいうことを信用しなくなり，ひいてはその後の医療行為を実施することが不可能になってしまいます．患者あるいは家族の要望に応えて不治の病であっても真実を告知することが義務論の立場となります．また，嘘をついてはならないことはカントが言う完全義務に属することから，たとえ不治の病であっても真実を告知することが医師の義務になるといえるのです．

徳倫理学では，有徳な医師ならばどのような対応を示すかという立場から医師の行為を選択します．ハーストハウスは，「行為は，もし有徳な行為者が当該状況にあるならなすであろう，有徳な人らしい行為であるとき，またその場合に限り，正しい」としています〔ハーストハウス．2014，p42〕[11]．この徳倫理を不治の病に対する病名告知に援用すると，「病名告知は，有徳な医師が不治の病と診断された患者に対して，誠実さや信頼などの徳に基づいて病名を告知する場合に限り，正しい行為となる」ということができます．患者に対する誠実さや医師・患者関係の信頼などを考慮することで，有徳な医師ならば病名告知を実施し，その後の医療やケアに対しても真摯な態度で接することになると徳倫理学は述べているのです．ハーストハウスが言う有徳な医師とは，徳を所有しかつ発揮する医師であり，徳とは患者が医療から受ける利益が開花するために，すなわち善き医療を実現するために医師として必要とされる性格特性である，ということができるのです．

JCOPY 498-14836

D 理解・判断能力の喪失した認知症患者への病名告知

　認知症が進行し理解・判断能力が喪失している患者に対して病名告知をすべきでしょうか．確かに認知症が軽微あるいは軽度の段階では，医師の説明を理解し判断することは可能といえます．この場合には，病名告知は倫理的に適った行動といえるでしょう．しかし，認知症が進行した患者では，記憶障害や理解力の低下などが背景に存在しており，病名告知が可能なのか否かについては議論のあるところだろうと思います．まず法的な視点から病名告知について考えてみます．

　私たち医師が行っている医療行為は，民法上の準委任契約と解されることから，診療契約上では医師に顛末報告義務，つまり病名告知が課せられています．また，インフォームド コンセントから患者の同意は必須であり，医行為を開始するためには患者に病名（疑われる病名も含む）などを告知することが求められます．診療契約締結の意思表示と侵襲的医療行為の承諾は独立しており，後者を開始するときには新たに患者に同意，承諾を求めることが必要とされています．侵襲的医療行為は，刑法上では**傷害罪**（刑法204条），民法上では**不法行為**（民法709条）に該当するとされ，その違法性を阻却するために病名を含めた説明をする義務が発生してくるのです．これらを根拠に医師は病名告知をしなければならないとされるわけです．では，理解・判断能力が低下，さらに喪失した認知症患者の場合はどうでしょうか．準委任契約を含めて契約は，対等な当事者が自らの意思に基づいて締結をするのが原則です．理解・判断能力の低下している患者が自らの意思で契約を締結していると解することは困難です．そもそも契約の主旨を理解し判断できているといえるのでしょうか．法的にはこのような状態において，患者と医療機関との間で診療契約が締結されていると解することは困難といえます．診療契約が成立していないことから病名告知をする義務も発生しないとも解釈することが可能です．家族を代理者（あるいは代諾者）として診療契約締結が成立するとの説が想定されます．しかし，親権者および配偶者以外に代理権を根拠とする民法上の規定がないことから，家族が代理者として診療契約の締結ができるとする説は成り立ち得ないのです．仮に診療契約が成立すると仮定しても侵襲的医療行為を実施する際に矛盾が生じてきます．侵襲的医療行為を開始するためには患者の同意が必要とされ，それは自己決定の原則に拠っているのですが，患者本人と別人格である家族が患者自

身の意思に基づくことなく決定権をもつことは矛盾しているといえます．家族に代諾が認められるためには，実定法での根拠が必要になるのですが，わが国の現行法上ではそのような規定がどこにも存在していない事実があるのです．

　ついで医療倫理の立場から認知症患者への病名告知を考えてみます．病名告知をすべきであるとする論者の多くは，その根拠をインフォームド コンセントに求めています．つまり，病名を告知することなく治療を開始することは自己決定権を侵害するとの趣旨によるものです．患者の自己決定権の尊重ならびにその行使のために医師には病名告知の義務があるとするものです．

　倫理理論から認知症患者への病名告知について考えてみましょう．功利主義によると，病名告知が認知症患者やその家族にとって効用を最大化するときには真実を告げるべきとされます．この場合，告知によって患者に効用，つまり治療上の利益がもたらされ，さらに家族にも効用が及ぶと判断されるならば，告知をしたほうがよいとされます．たとえば，認知症であるとの告知をすることで，患者自身が判断能力を喪失した後での財産管理について熟考する機会が得られること，デイサービスなどの公的サービスを受けることで介護家族の負担が軽減できることなどから，患者ならびに家族の効用を最大化することが可能になるのです．仮に患者が病名や病態を理解できないとしても，告知によって患者の利益が最大化するときには告知をしたほうがよいと考えられます．一方，告知によって患者がうつ状態になったりあるいは不安や不穏になったりする可能性が高い，自殺の危険性がある場合には，患者の利益よりも不利益が増すことになるので病名告知をすべきではないとされます．義務論では，嘘をつかないことは他人に対する完全義務に該当することから，認知症患者であっても常に真実の病名を告げるべきとされます．義務論では結果（帰結）の適否を問わないことから，患者が病名を理解できるか否かは問題視されないのです．徳倫理学では，患者の健康という目標を実現するために役立つ性格特性をもつ医師が有徳とされます［ラッセル．2015，p317-318．（ジャスティン・オークリー．第9章 徳倫理学と生命倫理学．)]13)．この文脈で考えると，医師は，患者の健康状態つまり認知症に罹患していることに関して真実を告げるべきであると結論されます．それは，患者に知る権利があるからとか真実の告知が効用を最大化するからではなく，認知症であると真実を伝えることは，真実を語るという医師としての徳に含まれる行為だからです．

JCOPY 498-14836

E 医師の技量に関する真実告知

　医療訴訟にならない限り医療現場で医師としての技量が問題視されることはほとんどないといえます．しかし，患者の立場でみると最善の医療を受けたいとの希望から，医療に関する技量がよい医師に診療を受けたいとの思いがあるのは当然といえます．しかし，医療に関する医師の技量を明確に評価できる基準がないことから，実際には医師の技量を正確に評価することができないのもまた実情なのです．ここでは明らかに誤った医療行為を実施している状況を呈示しながら医師の技量に関する真実告知について考えてみます．ある脳神経外科医がいます．ふらつきや意識消失発作，歩行障害などの神経系の訴えで受診してきた患者に対して頭部MRIを施行し頭蓋内に器質的疾患がないとき，ほとんどの患者を慢性脳循環不全，脱水症と診断し点滴の実施と鎮痛剤の投与，イオン飲料水の摂取を勧める治療を行っています．慢性脳循環不全の診断は好中球の増加を根拠としてその診断を下すという極めて非医学的な方法を採用しています．高齢患者はこの診断を信用し，鎮痛剤やイフェンプロジル酒石酸塩(セロクラール®)を服薬しながら通院をしています．このケースにおいて他の医師は当該患者に対して不適切な医療を受けていることを告げるべきでしょうか．読者である先生が当該患者の家族からこの脳神経外科医の診療は適切ですかと問われたとき，どのような回答をするのでしょうか．また，上司や病院長は脳神経外科医を指導すべき義務があるのでしょうか．

　倫理の4原則からみると，善行(与益)は，患者の利益や幸福に資するよう行動することを促すことになるので当該医師の医療行為はこれに反した行為といえます．倫理の4原則から当該医師の医療行為は不適切と判断されますが，他の医師が患者や家族らにその真実を告げるべきとする根拠や上司や病院長が当該医師を指導すべきとの理由を倫理の4原則から導き出すことはできません．功利主義の立場では，関係者全員の幸福(利益)を最大化する行為が正しい行為とされるので，患者全員の利益を考えると，正当な医療を受けていないことから利益よりも不利益のほうが優っていることになり，真実を告げるべきとの結論に至るかと思います．しかし，この場合，関係者をどう限定するかによって結論が異なるかもしれません．その医師によって莫大な診療収入を病院が得ている場合，功利主義がいう関係者を病院経営者に限定すると利益は増大していることになり，当該医師の治療は是とされてしまうかもしれません．義務論で

は，患者の利益を慮って真実を伝える行動，つまり善行の義務は不完全義務に属しており，いかなる状況においても必ず従わなければならない義務には該当していません．徳倫理学では，患者に最善の利益を実現させるための医師としての性格特性が有徳とされるので，当該医師の治療は有徳とはみなされず，適切な医療行為とみなすことができないと判断されます．さらに上司の医師や院長が有徳な医師ならば，当該医師に対して注意や指導を行うことになるはずです．

●参考文献
[1] Burack JH. Truth telling. in Sugarman J (ed). 20 common problems: ethics in primary care. New York: McGraw-Hill; 2000, p131-48.

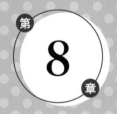

第**8**章　高齢者医療をめぐる倫理的問題

　急速に進んでいるわが国における高齢化のなかで，医療現場では高齢者の診療が大きなウエートを占めてきています．高齢者は，複数の慢性疾患をもち，しばしば多剤併用がなされており，さらに加齢による日常生活動作(ADL)の低下も加わることで，若壮年者とは異なる医療が求められることが多いといえます．一方，年齢による差別の視点から，高齢者であっても若壮年者と変わらない医学的対応をすべきであるとの意見もみられます．高齢者の治療ゴールをどこに設定したらよいのでしょうか．本章では，高齢者医療をめぐる倫理的問題について考えていきます．

A　わが国における高齢者人口の推移

　2015年の国勢調査を基にした2021年9月現在のわが国における65歳以上の高齢者人口は3,640万人で総人口に占める割合(高齢化率)は29.1%であり，女性が2,057万人(女性人口の32.0%)，男性が1,583万人(男性人口の26.0%)になっています．**図5**は，1950年から2021年に至る高齢者人口の推移を示したものです．1950年には65歳以上が411万人，高齢化率は4.9%だったのですが，その後年々増加の一途を辿っており，高齢化率は2021年の29.1%から2025年に30.0%，2040年には35.3%に達し，3人にひとりが65歳以上の高齢者で占められることが予測されています．

B　人の死亡場所はどこか

　人は誰しも人生の最後に死を迎えるのですが，現在，わが国ではどこで人は死んでいるのでしょうか．人口動態統計(上巻/5-5/死亡の場所別にみた年次別死亡数・百分率)をみると，1960年には死亡総数の70.7%が自宅で死亡していたのですが，その後，順次減少していき1993年に20%を下回り，2003年から

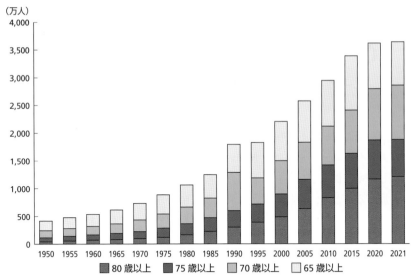

（万人）

図5 わが国の高齢者（65 歳以上）人口の推移（1950 年から 2021 年）

（総務省統計局　ホーム＞統計データ＞統計トピックス＞統計トピックス NO. 129 統計から みた我が国の高齢者-「敬老の日」にちなんで＞1. 高齢者の人口　2021 年 9 月 24 日閲覧か ら作成）

現在まで 12％から 13％前後で推移しています．一方，病院や診療所での死亡 は，1960 年には 21.9％でしたがその後増加の一途を辿り 2005 年には 82.4％に 達しています．以降はやや減少傾向にありますが，それは介護施設，特に老人 ホームでの死亡が漸増していることに拠っているのです．2018 年度では，総死 亡 1,362,470 人中病院や診療所での死亡 73.7％，介護施設（介護医療院，介護老 人保健施設，老人ホーム）10.7％，自宅 13.7％，その他の施設外 2％になってい ます 図6．現在，わが国では死亡場所として圧倒的に自宅以外の場所が多いと いえるのです．

C　年齢による差別

　年齢による差別（age discrimination, ageism）という言葉は，一般的には高齢 者（その区分に厳密な規定を設けることは困難ですが）に対する不利益な扱いを 意味しています．医療に関して言うならば，「高齢になっているのだから積極的

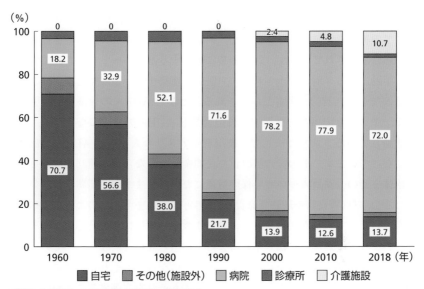

図6 わが国における死亡場所の経年変化

介護施設は介護医療院，介護老人保健施設，老人ホームの合計数.（人口動態統計　上巻/5-5/死亡の場所別にみた年次別死亡数・百分率，から著者作成）

な治療は必要ない」，「この年齢では手術の適応はない」などの文脈で語られることが多いと思います．一方，高齢であることによって利益を受けることもあります．医療費の自己負担の軽減や年金を受けとる権利などがこれに該当します．医療倫理の視点からみると，一定の年齢，たとえば，65歳以上あるいは75歳以上の者に対して特別な取り扱いがなされることをどのように考えていくかが問われることになります．年齢による差別といっても，生年月日によって自動的に決定される**形式的年齢**とその人の心身の状況によって異なる**実質的年齢**とでは意味は異なってくることは当然といえます．ここでは，樋口の書籍［樋口. 2019, p18-38]³¹⁾から形式的年齢による差別をめぐるアメリカの法的現状について紹介をしていきます．

アメリカでは，1967年に連邦議会による雇用における年齢差別禁止法（Age Discrimination in Employment Act: ADEA）が制定されています．その目的は，① 高齢者について年齢より能力での雇用を促進する，② 雇用における年齢による恣意的な差別を禁止する，③ 年齢の影響から生じる雇用の問題について

雇用者および被用者を支援する，となっています．ADEA では，40 歳以上のすべての被用者が対象とされますが，少なくとも 20 人以上の被用者を抱える雇用形態に限定されています．対象企業に該当すると，パートタイム従業員を含めて年齢による差別が禁止されます．医師や建築士は，病院や建築会社の被用者ではなく独立契約当事者とみなされることから ADEA の保護が適用されません．アメリカで事業を展開する外国企業も ADEA の対象になるほか，外国で活動しているアメリカ法人でも被用者がアメリカ人ならば ADEA の保護対象になっています．その後の法改正で民間企業のみならず，連邦政府から地方自治体までの公務員についても保護対象になっていますが，消防士や法執行に携わる公務員（警察官や刑務所職員）は例外としています．このように述べると被用者にとって有益な法律のように感じますが，樋口によると必ずしもそうではないようです．実際には，年齢によって雇用しないというケースでの訴えは少ないとされています．なぜならば，不採用になってもそれが年齢によるとはわからない場合があり，たとえそうだとしてもそれを立証することが難しいからです．仮に採用希望者が年齢による不採用であると立証しても，雇用者が年齢による差別とはいえない別の不採用理由を提出できれば反証になるので，最終的には裁判所あるいは陪審の判断によることになるのです．高齢である被用者が解雇された場合も同様に，年齢が解雇理由となっていることを立証しなければならないことから，被用者の訴えが認められる可能性は高くはないとされています．アメリカでは，人件費削減のために被用者を解雇することは正当行為であり，それに高齢者である被用者が含まれていても ADEA 違反にはならないのです．

Ⓓ 高齢者の意思決定能力，意思表示能力

　高齢者は，医療や介護，福祉の現場で選択，決定を求められる場面が数多くみられます．意思決定能力や意思表示能力が保たれている高齢者では問題になることは少ないといえますが，医療や介護，福祉について自らの意思を決定できない，意思を表示できない高齢者，多くは認知症患者や寝たきり高齢者になるかと思いますが，その人々について医療を受ける際の問題点について考えてみます．

　認知症患者だから意思決定ができないと一括りに考えるべきではなく，認知

機能障害がいまだ軽度の段階では自らの意思決定は可能なことが多いと考えられ，中等度に進展していてもいつ入浴するのか，何を食べたいのか，デイサービスを利用したいか否かなどの日常生活上での出来事を決定することは可能であり，患者本人の自由な選択は尊重されるべきといえます．では，認知症が高度に進展した結果，自らの意思決定や意思表示が不可能になったときに誰がどのようにその人のために医療を進めていったらよいのでしょうか．医療現場で問題になるのは，患者が一身専属性に該当する医療を受けるとき，とくに外科的手術などの侵襲的医療行為が必要になったときの患者本人の意思確認の適否です．一般的な対応については，日本老年医学会の「**高齢者ケアの意思決定プロセスに関するガイドライン～人工的水分・栄養補給の導入を中心として～**」[1] や厚生労働省が示した「**認知症の人の日常生活・社会生活における意思決定支援ガイドライン**」[2] などで示されているので，ここでは医療現場に即した状況を考えていきます．

　認知症診療の現場では，前述のガイドラインでは解決ができない患者が少なからずみられます．たとえば，自分はもの忘れなどしない，認知症ではないと言い張って医療機関への受診を拒否する患者の意思表示を尊重して医療機関への受診を控えるべきか，妄想に支配され周囲に対して迷惑行動を繰り返す患者の意思決定をどこまで尊重したらよいのか，訪問販売に何回も騙され大金を失っているのに自分で通帳管理や財産管理ができると言い張る患者の意思は尊重されるべきなのか，あるいは患者の意思を遮って強制的に家族が管理に乗り出すべきなのかなど，前述のガイドラインでは解決できない問題で悩むことになるのです．病院受診を嫌がっている高熱のある子どもを母親が無理やり受診させることが許されるならば，病院受診を拒否している認知症が疑われる母親を無理やり（あるいは騙して）受診させることもまた許されると考えるべきでしょうか．

　意思決定能力がすでに喪失している患者が悪性腫瘍によって手術が必要になった場面を想定してみます．認知症になる以前に患者は悪性腫瘍になることなどを考えたこともなく，そのために病前に自身の意思を表示したことがないとき，家族は悪性腫瘍の手術に対する患者の意思を推定することができるのでしょうか．ガイドラインなどでは，患者にとっての最善の利益を考えるとの言説が定番になっていますが，患者にとっての最善の利益なのか家族の価値観に基づく利益なのかの判別ができないのではないでしょうか．実際の医療現場で

は，患者の利益よりも医学的に完治が可能か否か，術後管理や合併症の危険性，術前の日常生活能力の是非，年齢などの要因によって手術の適否が決定されているのが実情でしょう．多くの事案ではパターナリズム（父権的温情主義）によって解決がなされているといえるのです．

　意思決定能力が喪失した寝たきり高齢者が誤嚥性肺炎の治療で急性期病院に入院してきた場面を考えてみます．入院前はかろうじて介助で経口摂取は可能でしたが，入院後の絶食によって嚥下機能がさらに低下し経口摂取が困難になってきています．この患者の栄養補給法をどう選択したらよいのでしょうか．栄養補給を開始すること自体が問題に上がってくるかもしれません．患者自身は，自分が寝たきりになることを病前に予測していたわけではないので事前の意思表示はありません．現在の患者の意思を推定することは不可能です．実際の現場では，末梢点滴を継続しながらのほどほどの医療が実施されているのが現実ではないでしょうか．家族と医療従事者が話し合い決定したことが患者にとっての最善の利益と見做されることになっているのです．患者の本当の意思は不明なのです．

E　高齢者のポリファーマシーと倫理的課題

　2014 年に長寿科学総合研究事業による研究班によって公表された「**高齢者に対する適切な医療提供の指針**」[3] では，高齢者に対する医療提供の難しさの原因のひとつに**ポリファーマシー**（多剤併用）を挙げています．高齢者では，複数の慢性疾患をもっていることから薬剤数が増え，相互作用や薬剤の有害事象が起こりやすいことが指摘されています．では，高齢者の服薬状況はどのようになっているのでしょうか．**図7**は，厚生労働省が公表している平成 30 年社会医療診療行為別統計の概況　薬剤の使用状況のなかで年齢階級・薬剤種類数階級別の件数の構成割合を示したものです．75 歳以上で 7 種類以上の服薬をしている患者は，院内処方で 19.8%，院外処方で 24.2% に及んでいます．高齢者では，他の年齢層に比してポリファーマシーになりやすいことは明らかといえます．では認知症に進展した高齢患者ではどうなのでしょうか．**図8**は，著者の外来で認知症と診断された 75 歳以上 1,100 人における初診時の服薬種類数を調べた結果を示したものです．7 種類以上服薬している患者が 234 人で 21.3% を占めていました．認知症患者では，本人による服薬管理に不安があることから

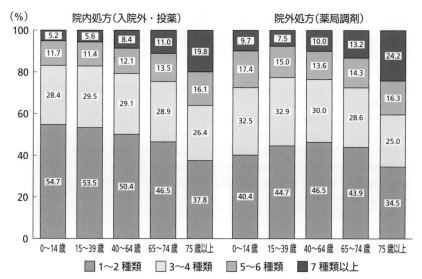

図7 院内処方・院外処方別にみた年齢階級・薬剤種類数階級別の件数の構成割合
（2018 年 6 月審査分）

厚生労働省. 平成 30 年社会医療診療行為別統計の概況　薬剤の使用状況　図 14 から著者が
改変作成.（2021 年 11 月 23 日閲覧）

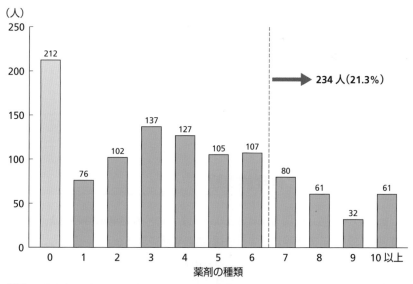

図8 初診認知症患者（75 歳以上）における服薬の検討（八千代病院　愛知県認知症疾
患医療センター　n=1,100）

表14 高齢独居患者に対する服薬のすすめかた

- 服薬回数を1日1回に限定し一包化して確実に服薬できるようにする.
- 可能ならば同居していない家族が患者宅を訪問し服薬介助を行う. そのためには1日1回の服薬が原則.
- 訪問看護や訪問ヘルパーなどを利用して服薬介助を行う. そのためにも1日1回の服薬が原則.
- デイサービスなど介護施設での服薬を依頼する.
- お薬カレンダーなどを利用する.
- 同居していない家族が服薬時間に電話を入れて服薬を促す, 服薬を確認する.
- 訪問服薬指導などの制度を利用する. 服薬支援ロボット.
- 毎日服薬ができなくても仕方ないとの気持ちを持つことも必要かも(週4日, 5日でも服薬できればよしとの思い).

ポリファーマシーはより大きな問題といえます.

　ポリファーマシーは, 処方をする医師側の倫理的な問題が大きく関与しているといえるのではないでしょうか. 確かに患者が複数の医療機関を受診することで処方される薬剤が増えてしまうことは事実と思いますが, より大きな課題は, 処方する医師側にあるように感じられます. 処方権は医師のみに与えられているものなので, 医師側が薬剤を増やさない努力をしないと問題の解決にはつながらないといえます. 前記指針では, 合剤の使用や一包化, 剤形の変更などによる服薬の簡便化や代替手段が存在するときにはまず非薬物療法を試みる, 薬物動態などによって薬剤が不要になる場合があることを理解し, 定期的に必要性を見直すなどの対策を述べています. 高齢独居患者では, 認知機能の低下などが原因になって毎日の服薬を遵守できないことも少なからずあるかと思われます. **表14** に高齢独居患者において毎日の服薬を確保するための実現可能な具体策を示しました.

F　高齢者虐待と倫理的課題

　高齢者の虐待防止に関しては, 2005年11月に「**高齢者虐待の防止, 高齢者の養護者に対する支援等に関する法律(高齢者虐待防止法)**」が成立し, 2006年4月1日から施行されています. その目的は, 高齢者虐待の防止等に関する国等の責務, 虐待を受けた高齢者に対する保護のための措置, 養護者(著者註: 養介護施設従事者など以外で高齢者を現に養護する者, ほとんどは家族あるいは

親族に該当します)の負担の軽減を図ること等によって高齢者虐待の防止に資する支援のための措置等を定めることにより，高齢者虐待の防止，養護者に対する支援等に関する施策を促進し，高齢者の権利利益の擁護に資すること，とされています．そのなかで高齢者虐待を以下の5つに定義，分類しています．

① **身体的虐待**：高齢者の身体に外傷が生じ，または生じるおそれのある暴行を加えること．

② **養護・介護などの放棄**：高齢者を衰弱させるような著しい減食または長時間の放置，または養護者以外の同居人による①，③，④に挙げる行為と同様の行為の放置など養護を著しく怠ること．

③ **心理的虐待**：高齢者に対する著しい暴言または著しく拒絶的な対応，その他高齢者に著しい心理的外傷を与える言動を行うこと．

④ **性的虐待**：高齢者にわいせつな行為をすること，または高齢者をしてわいせつな行為をさせること．

⑤ **経済的虐待**：高齢者の財産を不当に処分すること，その他当該高齢者から不当に財産上の利益を得ること．

　この法律が規定する高齢者は65歳以上の者ですが，65歳未満であっても要介護施設に入所あるいは介護サービスを受けている障害者は高齢者とみなし上記法律が適用されます．

　厚生労働省が公表している令和元年度「高齢者虐待の防止，高齢者の養護者に対する支援等に関する法律」に基づく対応状況等に関する調査結果[4]をみると，養護者(在宅介護を担う家族らに該当)ならびに要介護施設従事者等による相談・通報件数と虐待判断件数は，経年的に増加していることがわかります 図9．令和元年には，全国で虐待判断件数が養護者で16,928件に及んでいます．高齢者虐待を種類別にみると，養護者ならびに要介護施設従事者等いずれも身体的虐待が最も多く，次いで心理的虐待，介護などの放棄の順になっています．養護者では，性的虐待はほとんどみられず，経済的虐待がしばしば行われていることがわかります 図10．

　虐待の発生要因として，要介護施設従事者等では，「教育・知識・介護技術等に関する問題」が366件(56.8%)で最も多く，次いで「職員のストレスや感情コントロールの問題」が170件(26.4%)，「虐待を助長する組織風土や職員間の関係の悪さ，管理体制等」が132件(20.5%)，「人員不足や人員配置の問題及び

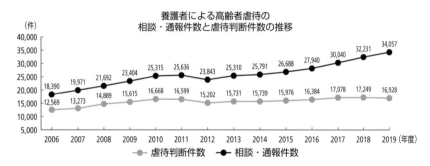

養護者による高齢者虐待の
相談・通報件数と虐待判断件数の推移

(件)

相談・通報件数: 18,390 19,971 21,692 23,404 25,315 25,636 23,843 25,310 25,791 26,688 27,940 30,040 32,231 34,057

虐待判断件数: 12,569 13,273 14,889 15,615 16,668 16,599 15,202 15,731 15,739 15,976 16,384 17,078 17,249 16,928

2006 2007 2008 2009 2010 2011 2012 2013 2014 2015 2016 2017 2018 2019(年度)

虐待判断件数 ── 相談・通報件数

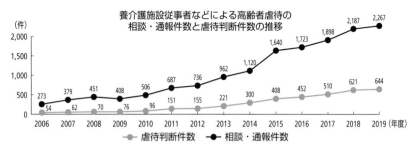

養介護施設従事者などによる高齢者虐待の
相談・通報件数と虐待判断件数の推移

(件)

相談・通報件数: 273 379 451 408 506 687 736 962 1,120 1,640 1,723 1,898 2,187 2,267

虐待判断件数: 54 62 70 76 96 151 155 221 300 408 452 510 621 644

2006 2007 2008 2009 2010 2011 2012 2013 2014 2015 2016 2017 2018 2019(年度)

虐待判断件数 ── 相談・通報件数

図 9 高齢者虐待の相談・通報件数と虐待判断件数の推移

令和元年度「高齢者虐待の防止，高齢者の養護者に対する支援等に関する法律」に基づく対応状況等に関する調査結果.

関連する多忙さ」が 81 件（12.6％）になっています．養護者では，虐待者の「性格や人格（に基づく言動）」が 9,178 件（54.2％），被虐待者の「認知症の症状」が 9,037 件（53.4％），虐待者の「介護疲れ・介護ストレス」が 8,183 件（48.3％）になっています．

　高齢者虐待が問題となるのは，自宅ならびに介護施設や高齢者施設内での虐待であり，病院は高齢者虐待防止法の規制対象外となっているので病院内で発生した虐待では，この法律以外の刑事責任や民事責任を問われることになります．竹下は，介護施設における倫理的な問題として，① 医療と関連した問題，② ケアの問題，③ 生活に関連した問題を挙げています．ケアの問題では，身体拘束の判断やレクリエーションへの参加の任意性，施設のスケジュールと入所者の生活リズムの乖離などを，生活に関連した問題として，金銭管理の問題や利用者同士の人間関係の調整などを指摘しています［日本臨床倫理学会．2020，p134.（竹下　啓. 第 17 章 介護をめぐる臨床倫理〈施設〉)］[43].

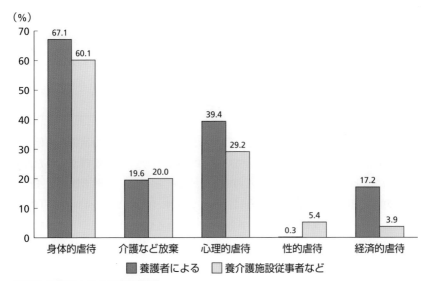

高齢者虐待の種類の割合
養護者による被虐待高齢者の総数 17,427 人に対する集計（複数回答）
養介護施設従事者などによる被虐待高齢者の総数 1,060 人に対する集計（複数回答）
令和元年度「高齢者虐待の防止，高齢者の養護者に対する支援等に関する法律」に基づく対
応状況等に関する調査結果．

　ここでは，高齢者虐待ともいえる身体拘束について考えてみます．倫理の4
原則から身体拘束を眺めると，患者の転倒防止のために身体拘束によって自由
な行動を制限する，夜間の危険行動防止のために睡眠薬を処方するなどの行為
は，患者に害を生じさせないという無危害の原則に則ると同時に患者の自由を
制限する，睡眠薬使用による化学的拘束という自律尊重の原則に反するとも解
釈できるのです．身体拘束は，倫理の4原則が対立（衝突）する医療あるいは看
護・介護行為といえるのです．行為の結果を重視する功利主義の立場では，身
体拘束は許容されるとの解釈も成り立つのです．たとえば，4人部屋のひとり
が夜間に大声を出すので，他の同室者が寝られない状況で大声を出す患者に睡
眠薬を投与して寝かせる行為は，関係者の効用を最大化させる，つまり同室者
3人の睡眠を確保する，夜勤の看護師の負担を軽減させる行為であることから
許容される可能性が出てきます．義務論の立場からみますと，人は目的として
扱われるべきであり，決して手段として用いられてはならないことから，身体
拘束という手段を用いてその患者の安全を確保することは許されないことにな

ります．徳倫理学の立場では，有徳な医師が身体拘束を有徳な行為と見做すか
どうかになるのですが，誠実や信頼，正義を徳と考えるならば，身体拘束は徳
とされないといえるので身体拘束は許容されない行為に該当します．

Ⓖ 高齢者の治療は控えるべきか

　高齢者が医療を求めてきたとき，私たち医師は，その患者の治療を開始する
か否かをどのような基準で決定しているのでしょうか．医療倫理からみた高齢
者医療にはどのような特性があるのでしょうか．服部は，高齢者医療にまつわ
る倫理的問題について以下のように述べています［浅井. 2002, p133-135.（Ⅲ. 医
療現場のジレンマ. 服部健司. 第6章 高齢者医療における倫理的問題.）］[1]．① 高齢者の
心身相関の特性をふまえた医療が行われなければならない．その具体的な特性
として，高齢者は，入院を契機に ADL の低下がみられることが多く，これは
他の年齢層にみられない特性であり，これを考慮に入れた医療が実施されなけ
ればならない．② 年齢によって差別をしないといっても，高齢であり，余命が
短く，人格水準が低下をしていることが多く，介護に並々ならぬ人手がかかる，
ということが根底にあるのではないか．その例として，同程度の認知症をもつ
60歳と86歳の肺炎患者がいて，人工呼吸器装着などの措置を開始するかどう
かの判断をするとき，年齢を本当に考慮しないだろうかとの疑問を呈していま
す．
　内科疾患では，おそらく年齢と日常生活動作（ADL）を主な判断根拠にしてい
ることが多いと思われます．たとえば，会社員で30歳代の重度肺炎患者が搬送
されてきたときには，人工呼吸器の装着を含めた積極的な治療を開始すること
になるでしょう．では，90歳を超えた寝たきり患者の場合にそこまでの治療を
行うでしょうか．おそらく90歳を超えているので抗菌薬治療や酸素吸入療法な
どの保存的治療に終始するのではないでしょうか．倫理学的では30歳代の患者
の肺炎と90歳を超えた患者の肺炎との間に道徳的に重要な違いが存在しない
ならば，同様に扱うべきとされるのですが，実際の医療現場における判断根拠
（価値判断）は，主として患者の年齢とその時点での ADL の良否ではないで
しょうか．また，90歳を超えた患者に悪性腫瘍が発見されたとき，積極的な外
科手術の適応をどう考えていくのでしょうか．あるいは90歳を超えた患者が転
倒によって大腿骨頸部骨折を発症した際，手術に踏み切るのか保存的治療にと

JCOPY 498-14836

どまるのかの基準はどこにあるのでしょうか．おそらく年齢のみを基準にして手術の適否を決定することはないと思います．患者の日常生活動作がどの程度の段階に位置しているのか，心肺機能を含めて手術に耐えられるのか，術後合併症の危険性，術後の機能予後などを総合的に検討した上で手術をするかどうかを決定しているはずです．さらに患者や家族の意向も反映されるのは当然のことです．

この倫理的判断は妥当なものといえるのでしょうか．高齢者ではどこまでの医療が必要なのかとの文脈でみると，高齢であると同時に認知症に罹患していることが判明すると，積極的な治療は必要ないのではないか，認知症だから，あるいは高齢になっているからこのくらいの医療にとどめておいたほうがよいのではないかとのニュアンスが加わることはないでしょうか．高齢であることと高齢でないことに道徳的に重要な違いが存在しないならば，両者を差別して扱うのは道徳に反することになります．認知症と非認知症の間でも同様の考えかたが成り立ちます．高齢者だから，あるいは認知症患者だから積極的な治療をしない，治療を控えるべきとするならば，この道徳的に重要な違いを見出すことが求められるのです．

●参考文献

[1] 日本老年医学会．高齢者ケアの意思決定プロセスに関するガイドライン～人工的水分・栄養補給の導入を中心として～．日老会誌, 2012: 49: 633-45.
[2] 厚生労働省．認知症の人の日常生活・社会生活における意思決定支援ガイドライン．平成30年6月．
[3] 厚生労働科学研究費補助金（長寿科学総合研究事業）「高齢者に対する適切な医療提供に関する研究」研究班．高齢者に対する適切な医療提供の指針．日老医誌．2014; 51: 89-96.
[4] 厚生労働省．令和元年度「高齢者虐待の防止，高齢者の養護者に対する支援等に関する法律」に基づく対応状況等に関する調査結果．（厚生労働省ホームページ 2021年11月25日閲覧）

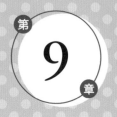

事案から考える医療現場で遭遇する倫理的問題

プラセボ薬の処方は倫理的に許されるのか

　医療現場で睡眠薬と称して胃薬などを代用して処方することがあります．いわゆるプラセボ薬と呼ばれるものであり，プラセボ薬を処方した経験をもつ医師は少なくないと思います．医療倫理として誠実であること，嘘をつかないという義務と患者に利益を与える（善行あるいは与益）義務とが対立（衝突）する場面です．プラセボ薬の処方は倫理的に正当化されるのでしょうか．ジョンセンらは，プラセボ薬が倫理的なものとなるためには以下の要件が必要であると述べています［Jonsen. 2006, p81-84］[3]．

① 治療の対象となる疾患が，軽度のうつ状態や術後の痛みなど，プラセボに対する反応率が高いことがわかっていること．
② プラセボを使わない場合は，症状が続くか，あるいは毒性のある薬として知られているものを使用することになるかのどちらかであること．
③ 患者ができれば治療を受けて治りたいと思っていること．
④ 患者が何らかの薬の処方を強く希望していること．

　これらの条件を勘案すると，睡眠薬に依存している患者に対して睡眠薬以外のプラセボ薬を処方することは倫理的に正当化されないことになります．睡眠薬依存の患者に対してはプラセボ薬の処方よりも薬物依存に対する直接的な対処が倫理的に正しい対応のしかたといえるからです．一方，新薬開発のために無作為化二重盲検プラセボ対照試験がしばしば行われていますが，この場合，被験者は，実薬かあるいは効果のないプラセボ薬が無作為に投与されることを承諾した上で臨床試験に参加しています．被験者は正しい情報を与えられていることから，騙しているわけではなくこの種の臨床試験は倫理的に正当化されることになるのです．

JCOPY 498-14836

患者や家族から無益あるいは不適切な医療を求められたときの対応

　医学的な視点から疑問と感じる医療行為を患者や家族から求められることがしばしばあるかと思います．ここでは，以下の3つの状況を想定しながら倫理的対応を考えてみます．

① 医学的無益性が明らかである治療を求められる場合：現在は少なくなってきていると思われますが，普通感冒に対して早く治したいから点滴をしてくれと希望される患者を以前に経験した医師がいるかと思います．ウイルス感染症に対する抗菌薬投与もそうですが，医学的に明らかに無益（無効）と思われる治療を求められたとき，医師は点滴や抗菌薬を投与する義務はありません．しかし，行ってはいけないとの義務が発生するかは難しい問題です．少なくとも患者に危害が加わらない範囲であるならば，たとえば点滴などを施行することは許されるかもしれません．
② 確立している医療行為であるが患者にとって利益よりも不利益のほうが大きい場合：たとえば，重度脳出血でショック状態に陥っている患者が無尿になったことから家族が血液透析を希望するなどの場合，患者の救命という利益よりも多大な不利益をもたらすと考えられる状況ならば家族の希望を受け入れる義務は発生しません．
③ 患者や家族が明らかに有害な医療行為を求める場合：このときには倫理の4原則の無危害原則に則って医師はこのような医療行為を行う義務は発生しません．また，明らかに有害と思われる民間療法を受けていることが判明した際には，善行（与益）あるいは無危害原則から患者や家族にその有害性を説明することは必要でしょう（患者本人が医師の助言を受け入れるか否かは別にして）．

治療に非協力的な患者にどう対応したらよいか

　医師には自分が考える最善の医療を患者に示し，患者にとって利益になる治療などを勧める倫理的責任があり，患者は，医師の提案に対して熟慮した上でその治療法を受け入れたり拒否したりする権利をもっています．診療を拒否する場合には，患者の自己決定権の視点から問題を生じることは少ないといえま

すが，医師の提案した治療法に患者が同意をしたにもかかわらず，それに従わないあるいは実行しない場合にはやや問題が複雑になってきます．たとえば，インスリン療法が必要な患者でインスリン注射が不規則になったり，暴飲暴食を繰り返したりすることで糖尿病のコントロールが不良になっている事案で，医師の繰り返した医学的助言に従わないことを理由に医師が診療から手を引くことは倫理的に正当化されるのでしょうか．臨床倫理学の立場からジョンセンらは以下の提案をしています[Jonsen. 2006, p117-125][3]．医師の指示に従わない患者は，自分の健康よりも重要な他の行動に価値をおくことで治療を無視している場合があります．たとえば，糖尿病ではその時点では身体的に症状がない場合が多いので，血糖コントロールが眼前の目標とはならず治療をおろそかにすることになります．他に治療計画が複雑で患者の理解を超えている，あるいは医師の説明不足，患者自身の性格的な問題が想定されます．患者が故意に健康上の危険をおかしていると判断される場合には，医師は理性的な説得を行う合理的な努力が求められます．これが奏効しないときには，治療目標を修正してその状況で最善を尽くすことは倫理的に許容されます．また他の医療機関で治療を受ける選択肢があることを説明して，その患者の治療から手を引くことも倫理的には許容されるとしています．治療から手を引いた行為によって法的に訴えられる危険性はないかと不安を感じる医師もいるかと思います．患者の治療を直ちにやめるのではなく，ある一定期間，たとえば1ヵ月という期間を区切って患者が他の医療機関で治療を受けられる準備が整えられるように時間的余裕を与えておいたという事実を示すことで法的責任を回避できるとされています．特定の患者の診療に時間がかかり，他の患者らの診療に影響を及ぼす場合や達成可能な治療目標を患者が意図的に駄目にする，他人を危険にさらす行動を患者がとるときには，医師が医療を継続しなければならない倫理的義務は小さくなるといえます．

患者あるいはその家族から謝礼や贈答品をもらうことは倫理に反することか

現在はそれほど多くはないと思いますが，入院治療が終了した患者やその家族から金銭的な謝礼や贈答品をもらう経験をした医師は少なからずみられると思います．これらの行為は，医師を利益相反の状態におくことになります．「厚

生労働科学研究における利益相反（Conflict of Interest: COI）の管理に関する指針」[1] では，利益相反（COI）とは，具体的には，外部との経済的な利益関係等によって，公的研究で必要とされる公正かつ適正な判断が損なわれる，または損なわれるのではないかと第3者から懸念が表明されかねない事態を意味しています．日本医学会の「医学研究の COI マネージメントに関するガイドライン」[2] では，教育・研究という学術機関としての社会的責任と，産学連携活動に伴い生じる個人の利益が衝突・相反する状態を COI としています．日本医師会の「医師の職業倫理指針（第3版）」[3] では，医療行為に対する報酬や謝礼への対応として，医師は医療行為に対し，定められた以外の報酬を要求してはならない．また，患者から謝礼を受け取ることは，その見返りとして意識的か否かを問わず何らかの医療上の便宜が図られるのではないかという期待を抱かせ，さらにこれが慣習化すれば結果として医療全体に対する国民の信頼を損なうことになるので，医療人として慎むべきである，としています．一方，日本医師会による「医の倫理について考える　現場で役立つケーススタディ」[4] のなかで，Q38　患者からの贈り物の項にて，「75 歳の女性．高血圧など複数の病気で通院している．患者の家族は，日頃から担当医に深く感謝しており，デパートで購入したケーキと手作りのマフラーをもってきた．担当医はどう対処すべきか」との仮説課題に対して，「ありがとう」と言ってそのプレゼントを受け取る，のが妥当な対応であると記されています．その理由として，感謝の念を物の贈与で表現することに異論もあろうが，それが少額のものである限り，感謝をお歳暮などの形で表すことが社会通念上も認められているわが国では，医療倫理に反するとまではいえないとしています．この対応は，前述の「医師の職業倫理指針（第3版）」との整合性が問題になるかと思いますが，この指針は金銭的報酬やそれと同視される謝礼（商品券など）を念頭においた記載であることから，物の贈与であり少額なプレゼントを受け取る行為と矛盾するものではないとの解釈のようです．原則として謝礼や贈答品を受け取らないのが倫理的に正しい行為であるといえるのですが，患者の死亡後に遺族が挨拶に訪れた際に持参した菓子折りをも受け取りを拒否すべきか否かは難しい問題ではないかと思われます．著者は，遺族の気持ちを汲んで受け取ってもよいように感じますがどうでしょうか．COI の関連で述べると，新規の入院患者数や手術件数を増やすごとに担当した医師にインセンティブを病院が支払うことは，患者の利益よりも病院の収益増加を優先させていると解釈されることになるかもしれません．

患者は在宅生活を希望するが家族が施設入所をさせたい場合にどうしたらよいか

　患者は，身体疾患の治療後に退院して在宅での生活を希望するのですが，家族が在宅での介護が困難との理由で施設入所させたい，つまり患者の意向と家族の希望が対立（衝突）する場面は医療現場ではしばしばみられるものです．たとえば，脳梗塞によって半身麻痺の後遺症のある夫が自宅での生活を希望し，訪問看護などを利用すれば在宅で十分生活ができると判断されるのですが，妻が自分だけでは介護をすることが難しいと言って施設入所を求める事案が想定されます．医療・ケアを決定する際の基本は，患者の意向（自己決定）であり，医療・ケアによってもたらされる患者の利益です．家族らの希望に従えば，患者の自己決定が損なわれる可能性があります．しかしながら，在宅生活を開始することで家族らの負担が増大し，家族らに不利益が及ぶことも考慮しなければなりません．自己決定権は患者のみの問題ではなく，共生をする家族や周囲との関係性からも配慮されなければならないとの考えもあります．患者の幸福を求めることで他の家族が過度に犠牲を強いられるのは適切ではないともいえます．医療倫理の書籍では，関係者による十分な話し合いによる合意形成が必要であるとの記載が定番になっていますが，実際の医療現場ではなかなかそのようにいかないのが実情です．多くの事案では，患者の意思とは別に家族の希望に沿って施設入所になっているのが実情ではないでしょうか．医療倫理の書籍は，患者の意思が最大限尊重されるべきであると強調するのですが，実際の医療現場ではそのような状況ばかりではないのです．これらの書籍は，もう少し医療現場に即した考えかたを呈示すべきではないかと疑問を感じることがしばしばあります．ところで家族は，頭の中で在宅での介護は無理と決め込んでいることが少なくありません．在宅での介護を実際に体験してみると比較的うまくこなすことができる場合もあります．ある程度の期間，たとえば1ヵ月に限定して在宅での生活を試みてはどうかとの提案も選択肢のひとつになるかもしれません．

医師と患者の恋愛関係は倫理的に許されるのか

　この問題を取り扱った書籍は少ないのですが，日本医師会の「**医の倫理につ**

JCOPY　498-14836

いて考える 現場で役立つケーススタディ」[4] に Q3　医師と患者の恋愛関係の項がみられ，以下の仮説課題が呈示されています．「あなたは40歳独身男性の内科の勤務医である．数年来，ある女性患者を診療しており，彼女は数年前に離婚しているシングルマザーである．あるとき，診療の終わりにその女性患者はあなたに手紙を渡していった．手紙には『先生のことを愛しています．私と付き合ってくれませんか』と書かれていた．あなたも彼女に好意をもっているが，何と伝えるべきか」．その回答として，医師と患者の恋愛関係は，不適切であるとの考えが基本的なありかたとしています．また，医師・患者関係が終了した後では倫理的な問題にならないとするならば，患者が別の医師から診療を受けることになれば，付き合いは許容されるかもしれません．アメリカ医師会の倫理規定では患者との恋愛は禁じられているのですが，医師・患者関係が終了し患者が別の医師の診療を受けるようになれば話は別とされているとのことです．

他の医師が不適切な治療をしていることが判明したとき，どうしたらよいか

　同僚医師や紹介元の医師が明らかに不適切な医療を実施していることが判明したとき，医師としてその治療の不適切さを指摘すべきでしょうか．この場合，2つの状況を考えなければならないといえます．ひとつは，その医師への対応です．日本医師会「**医師の職業倫理指針（第3版）**」[3] では，「医師は，自分の習得した知識や技術を他の医師に教え，他の医師の不適切な医療行為に対しては直接あるいは間接的にその医師に忠告，助言，指導することが大切である」（p40）としています．しかし，医療現場では，他の医師の治療方針に口出しをしづらい状況にあるかと思います．とくに卒業年度が先の医師にはなおさらでしょう．倫理の4原則の無危害原則，すなわち患者に危害を加えない配慮が医師に求められるとの視点からは，不適切な治療をしている医師に忠告や助言を行うべきとなるのです．もうひとつの状況は，治療を受けている患者への対応です．他の医師から受けている治療内容について患者や家族らからその治療内容の是非を質問された経験のある医師は多いのではないでしょうか．著者は，外来で家族から「他院で出されている薬の数が多いのですが，これほどの薬が必要なのでしょうか」，「薬を減らしたいのですがどうしたらよいでしょうか．

どの薬をやめたらよいですか」との類の質問をしばしば受けます．明らかに不適切な治療であり，さらに患者に対する不利益が大きいと推測される場合，相談を受けた医師はどう対応したらよいでしょうか．事実を正確に患者らに伝えるべきでしょうか，あるいは他の医師の治療については関与しないのが原則であるといって真実を告げない選択をすべきでしょうか．倫理の4原則の善行（与益）あるいは無危害原則の立場からは，事実を正確に患者らに伝えるべきとなるのですが，実際の医療現場でそれを実行できるかは難しい問題かもしれません．他の医師の治療の是非を問う際には，翻って自身の治療の是非についても問い直してみる必要があるのは当然のことといえます．

嚥下障害のある患者が経口摂取を希望するときにどうしたらよいか

　脳血管障害などが原因で嚥下障害がみられ，誤嚥の危険性がある患者のなかでどうしても経口摂取を継続したいと訴える事案では，リスクを冒しても経口摂取を継続すべきでしょうか．それとも医学的事実（経口摂取では誤嚥の可能性が高い）を重視し，経口摂取を禁止すべきでしょうか．どのような対応が望ましいのかという倫理的課題が浮上してきます．倫理の4原則の自律尊重（自己決定の尊重）を考えると，本人の意思を尊重し，誤嚥のリスク管理への対応をしたうえで経口摂取を継続することが望ましいとの結論に至ります．ここで問題になるのは，誤嚥のリスクをどれだけ患者らが理解できているかとの点です．患者本人が自ら食事を摂取する場合と家族や周囲の者が食事を介助する場合とが想定されますが，いずれの場合でも患者あるいは家族らが嚥下機能を含めた医療情報をどれだけ理解し意思決定を行っているかが問題になってきます．たとえば，食事介助を行う家族が誤嚥のリスクを理解できていないときには，たとえ患者本人が希望しても経口摂取を継続することは難しいと考えるべきです．倫理の4原則の無危害原則や善行（与益）の立場から考えると，誤嚥の危険性が高い患者に経口摂取を継続させることは，誤嚥性肺炎や窒息という不利益を患者に与えることになり望ましくない医療行為といえます．

JCOPY 498-14836

新生児が手術を必要とする疾患を有しているが両親が その手術実施に同意をしない場合にどうしたらよいか

　本来，両親がわが子に必要な手術を拒否する事態は考えにくいのですが，宗教的信念（エホバの証人信者による輸血拒否）などに基づいて手術を拒否する場合が想定されます．新生児は意思決定能力や同意能力を欠くことから，手術に関する同意をすることができる代諾者（親権をもつ両親）が新生児の最善の利益を考えて手術実施に同意をすることになるのですが，その両親が手術を拒否している場合の対応を考えてみます．この状況は，倫理的な視点からの解決が困難であり，法的な立場から解決を図らざるを得ないといえます．新生児を含む未成年者では，同意能力の有無にかかわらず親権者である親に監護権が与えられているので親の同意はこの監護権に準拠しています（**民法 820 条**）．親が未成年者の治療を含む医療行為の同意を拒否した場合，親権に基づく子どもの利益や福祉を守る義務の放棄となり，医療ネグレクト，児童虐待に該当し医療行為の拒否は無効とされます．この場合の対応として以下の 3 つが規定されています[5]．① 親権停止の審判申し立て．**民法第 834 条の 2** によって，「父又は母による親権の行使が困難又は不適当であることにより子の利益を害するとき」には，家庭裁判所が 2 年以内の期間を定めて親権を停止することができると規定されています．親権停止後，未成年後見人や児童相談所長らが手術実施に関して代行することになります．しかし，この手段は緊急を要する手術の際には役に立たず，手術まである程度の待機期間がある場合に限られます．② 親権停止の審判前の保全処分申し立て（**家事事件手続法 174 条**）．この申し立てによって審判の効力が生じるまでの間，親権者の職務執行を停止し，選任された職務代行者あるいは児童相談所長らが医療行為に同意し，医療機関が必要な医療行為を行うことができます．③ 児童相談所長等による措置（**児童福祉法 33 条の 2 第 4 項，同法 47 条 5 項**）．緊急の必要があると認められる場合，児童の生命・身体の安全を確保するために児童相談所長等が医療行為に同意し，医療機関が必要な医療行為を行うことができるものです．この手段は即時の対応を可能にするので，緊急度の高い手術や医療行為が必要なときに利用されることになります．しかし，この手続きでも間に合わない緊急性が極めて高い場合には，**刑法**

※ **民法 820 条**（監護及び教育の権利義務）：親権を行う者は，子の利益のために子の監護及び教育をする権利を有し，義務を負う．

37条が定める緊急避難の法理によって手術を実施することが可能であり，違法性が阻却されると考えられます．

医療機関の外で行う医療行為に法的問題はないのか

　私たち医師は，医療機関以外の場面で医療行為を求められることがあるかと思います．たとえば，飛行機や列車などの乗り物内で傷病者に遭遇し，救急医療を求められる場合です．乗り物内で「お医者様はいらっしゃいませんか」と乗務員のアナウンスが流れることを経験した医師が少なからずいるでしょう．倫理の4原則の善行（与益）から，医師なら躊躇せずに手助けをすべきであるとの意見があります．しかし，医療を求められる者がどのような状況なのかが不明のなかで，自らの専門外の疾患であるかもしれない，聴診器や血圧計などの医療機器が全くない，手助けしてくれる他の医療職もいないことから，実際に行動を開始することに躊躇するかもしれません．法律の視点では，医師には応招義務が課せられていることから援助すべきであるとの意見が想定されます．
医師法19条の規定は，「診療に従事する医師」と述べており，乗り物内の乗客にすぎない医師にそれが当てはまるとは思えないという意見[6]がある一方で，「診療に従事する医師」とは，自宅開業の医師，病院勤務の医師等公衆または特定多数人に対して診療に従事することを明示している医師を意味するので，応招義務を肯定せざるを得ないだろうとの意見もみられます[平沼. 2021, p131-133][53]．法律家の間でも意見が分かれる難しい問題といえます．さらに医師が援助をした結果が思わしくなかった場合に，法的責任を問われる可能性がないかの問題も出てきます．アメリカやカナダでは，Good Samaritan Law（**よきサマリア人法，Column 7 参照**）が制定されており，故意や重過失がない限り，善意による無償行為の結果に対する免責が求められ，医師が責任を問われることはないと

※ **刑法37条**（緊急避難）：自己又は他人の生命，身体，自由又は財産に対する現在の危難を避けるためやむを得ずにした行為は，これによって生じた害が避けようとした害の程度を超えなかった場合に限り，罰しない．ただし，その程度を超えた行為は，情状により，その刑を減軽し，又は免除することができる．

※ **医師法19条**：診療に従事する医師は，診察治療の求があつた場合には，正当な事由がなければ，これを拒んではならない．

※ **民法698条**（緊急事務管理）：管理者は，本人の身体，名誉又は財産に対する急迫の危害を免れさせるために事務管理をしたときは，悪意又は重大な過失があるのでなければ，これによって生じた損害を賠償する責任を負わない．

JCOPY 498-14836

明記されています．わが国では，これに代わって**緊急事務管理**（民法 698 条）で事足りると解されています．

Column 7

よきサマリア人法とは，義務外，病院外で他人を救助する者の責任を軽減することを原則とした法理とされ，救助の結果について重過失がなければ責任を負わせないとするものであり，米国の各州やカナダで法律として制定されています．よきサマリア人のたとえは，新約聖書 ルカによる福音書 10 章 30 節から 37 節にあるイエス・キリストが語った隣人愛と永遠の命に関する話に由来しています．話の内容は以下の通りです．ある人がエルサレムからエリコに下って行く途中，強盗どもが彼を襲い，その着物をはぎ取り，傷を負わせ，半殺しにして逃げ去りました．そこにたまたま，ひとりの祭司がその道を下ってきましたが，この人を見ると向こう側を通って行ってしまいます．同様にレビ人もこの場所にさしかかってきましたが，彼を見るとやはり向こう側を通って行ってしまいました．ところがあるサマリヤ人が旅をしてこの人のところを通りかかり，彼を見て気の毒に思い，近寄ってきてその傷にオリーブ油とぶどう酒とを注いで包帯をしてやり，自分の家畜に乗せ宿屋に連れて行って介抱しました．翌日，お金を取り出して宿屋の主人に手渡し，「この人をみてあげてください．費用が余計にかかったら，帰りがけに私が支払います」と告げています．祭司とレビ人は，いずれも神殿の職務に関係するユダヤ人であり，サマリア人は，アッシリア人の血が混じった汚らわしいユダヤ人として当時は軽蔑されていた人々です．イエスは，「この 3 人の中で誰が強盗に襲われた人の隣人になったと思うか」とある律法学者に問うたとき，その学者は，「その人に慈悲深い行いをしたサマリア人です」と答えています．そこでイエスは「あなたも行って同じようにしなさい」と言われたのです．このたとえ話を基にして，病院外での救助や救急医療における治療で好ましくない結果を生じた際に医師の免責を担保しようとするものです．つまり，救助者は，救助の結果として生じた不都合な事態に対して，重過失がなければ責任を負わないとするものです．わが国では，よきサマリア人法に類似した法律は存在しておらず，刑法の緊急避難（刑法 37 条）や民法の緊急事務管理（民法 698 条）の規定などの解釈論で対応が可能であろうと考えられています．

●参考文献

[1] 平成 20 年 3 月 31 日科発第 0331001 号厚生科学課長決定. 厚生労働科学研究における利益相反 (Conflict of Interest: COI) の管理に関する指針. 平成 30 年 6 月 26 日 一部改正.

[2] 日本医学会 臨床部会利益相反委員会. 医学研究の COI マネージメントに関するガイドライン. 平成 23 年 2 月.

[3] 日本医師会. 医師の職業倫理指針 第 3 版. 平成 28 年 10 月.

[4] 日本医師会 会員の倫理・資質向上委員会. 医の倫理について考える 現場で役立つケーススタディ 平成 29 年 3 月.

[5] 厚生労働省雇用均等・児童家庭局総務課長. 医療ネグレクトにより児童の生命・身体に重大な影響がある場合の対応について. 雇児総発 0309 第 2 号 平成 24 年 3 月 9 日.

[6] 日本医師会. 医の倫理の基礎知識 2018 年版. 【医師と患者】 B-10 樋口範雄. 行き倒れ患者や乗り物内の緊急患者の診療. (平成 30 年 8 月 31 日掲載)

［参考書籍］

1) 浅井 2002: 浅井 篤, 服部健司, 大西基喜 他. 医療倫理. 勁草書房, 2002.
2) 土岐ら 2005: カント. 土岐邦夫, 観山雪陽, 野田又夫 訳. プロレゴーメナ 人倫の形而上学の基礎づけ. 中央公論新社(中公クラシックス), 2005.
3) Jonsen 2006: Jonsen AR, Siegler M, Winslade WJ. 監訳; 赤林 朗, 蔵田伸雄, 児玉 聡. 臨床倫理学 臨床医学における倫理的決定のための実践的なアプローチ 第 5 版. 新興医学出版社, 2006.
4) 赤林 2007: 赤林 朗 編. 入門・医療倫理Ⅱ. 勁草書房, 2007.
5) 畔柳ら 2008: 畔柳達雄, 児玉安司, 樋口範雄 編. 新・法律相談シリーズ 医療の法律相談. 有斐閣, 2008.
6) 児玉 2010: 児玉 聡. 功利と直観 英米倫理思想史入門. 勁草書房, 2010.
7) 甲斐 2010: 甲斐克則 編. レクチャー生命倫理と法. 法律文化社, 2010.
8) サンデル 2011: マイケル・サンデル. 鬼澤 忍 訳. これからの「正義」の話をしよう いまを生き延びるための哲学. 早川書房, 2011.
9) 児玉 2012: 児玉 聡. 功利主義入門. 筑摩書房(ちくま新書), 2012.
10) 中山 2012: カント. 中山 元 訳. 道徳形而上学の基礎づけ. 光文社(古典新訳文庫), 2012.
11) ハーストハウス 2014: R・ハーストハウス. 土橋茂樹 訳. 徳倫理学について. 知泉書館, 2014.
12) ハイト 2014: ジョナサン・ハイト. 高橋 洋 訳. 社会はなぜ左と右にわかれるのか 対立を超えるための道徳心理学. 紀伊國屋書店, 2014.
13) ラッセル 2015: ダニエル・C・ラッセル 編. 立花幸司 監訳. ケンブリッジ・コンパニオン 徳倫理学. 春秋社, 2015.
14) グリーン 2015: ジョシュア・グリーン. 竹田 円 訳. モラル・トライブズ 共存する道徳哲学へ 上下. 岩波書店, 2015.
15) エドモンズ 2015: デイヴィッド・エドモンズ. 鬼澤 忍 訳. 太った男を殺しますか？ 太田出版, 2015.
16) カスカート 2015: トーマス・カスカート. 小川仁志 監訳, 高橋璃子 訳. 正義は決められるのか？ トロッコ問題で考える哲学入門. かんき出版, 2015.
17) 米村 2016: 米村滋人. 医事法講義. 日本評論社, 2016.
18) 初川 2016: 初川 満. 実践 医療と法─医療者のための医事法入門─. 信山社, 2016.
19) 森冨ら 2016: 森冨義明, 杉浦徳宏 他編. 医療訴訟ケースブック. 法曹会, 2016.
20) 西田ら 2016: 西田栄一, 山本顯治 編. 振舞いとしての法. 知と臨床の法社会学. 法律文化社, 2016.
21) 北村ら 2016: 北村英哉, 内田由紀子. 社会心理学概論. ナカニシヤ出版, 2016.
22) キャンベル 2016: アラステア・Ｖ・キャンベル. 山本圭一郎, 中澤栄輔, 瀧本禎之, 赤林 朗 訳. 生命倫理学とは何か 入門から最先端へ. 勁草書房, 2016.
23) 赤林 2017: 赤林 朗 編. 入門・医療倫理Ⅰ 改訂版. 勁草書房, 2017.
24) 手嶋 2018: 手嶋 豊. 医事法入門 第 5 版. 有斐閣, 2018.
25) 甲斐 2018a: 甲斐克則 編. ブリッジブック医事法 [第 2 版]. 信山社, 2018.
26) 甲斐 2018b: 甲斐克典 編集代表. 医事法辞典. 信山社, 2018.
27) 甲斐 2018c: 甲斐克典. 〈講演録〉医事法学へのまなざし 生命倫理とのコラボレーション. 信山社, 2018.
28) 塚田ら 2018: 塚田敬義, 前田和彦 編. 改訂版 生命倫理・医事法. 医療科学社, 2018.
29) 平野 2018: 平野哲郎. 医師民事責任の構造と立証責任. 日本評論社, 2018.
30) シンガー 2018: カタジナ・デ・ラザリ＝ラデク, ピーター・シンガー. 森村 進, 森村たまき

訳. 功利主義とは何か. 岩波書店, 2018.

31) 樋口 2019: 樋口範雄. アメリカ高齢者法. 弘文堂, 2019.

32) アナス 2019: ジュリア・アナス, 相澤康隆 訳. 徳は知なり 幸福に生きるための倫理学. 春秋社, 2019.

33) 荻原 2019: 荻原 理. マクダウェルの倫理学『徳と理性』を読む. 勁草書房, 2019.

34) 児玉 2020: 児玉 聡. 実践・倫理学 現代の問題を考えるために. 勁草書房, 2020.

35) 盛永 2020: 盛永審一郎. 認知症患者安楽死裁判. 事前意思表示書か「いま」の意思か. 丸善出版, 2020.

36) ダン, ホープ 2020: マイケル・ダン, トニー・ホープ. 児玉 聡, 赤林 朗 訳. 医療倫理超入門. 岩波書店, 2020.

37) 有馬 2020: 有馬 斉. 死ぬ権利はあるか 安楽死, 尊厳死, 自殺幇助の是非と命の価値. 春風社, 2020.

38) 手嶋 2020: 手嶋 豊. 医師患者関係と法規範. 信山社, 2020.

39) 堂囿ら 2020: 堂囿俊彦, 竹下 啓 編著. 倫理コンサルテーション ケースブック. 医歯薬出版, 2020.

40) ミル 2020: J. S. ミル. 関口正司 訳. 自由論. 岩波書店(岩波文庫), 2020.

41) Lo 2020: Lo B. Resolving ethical dilemmas. A guide for clinicians. Sixth edition. Philadelphia, PA; Wolters Kluwer, 2020.

42) 小松 2020: 小松美彦. 増補決定版「自己決定権」という罠 ナチスから新型コロナ感染症まで. 現代書館, 2020.

43) 日本臨床倫理学会 2020: 日本臨床倫理学会 編集. 臨床倫理入門 II 各科領域の臨床倫理. へるす出版, 2020.

44) ミル 2021: J. S. ミル. 関口正司 訳. 功利主義. 岩波書店(岩波文庫), 2021.

45) 甲斐 2021: 甲斐克則 編. 医事法研究 第 3 号. 信山社, 2021.

46) 本田 2021: 本田秀仁. よい判断・意思決定とは何か 合理性の本質を探る. 共立出版, 2021.

47) 内田 2021: 内田博文. 医事法と患者・医療従事者の権利. みすず書房, 2021.

48) 川畑 2021: 川畑信也. 医師が知っておきたい法律の知識 医療現場からみた医事法解説. 中外医学社, 2021.

49) 小松ら 2021: 小松美彦, 市野川容孝, 堀江宗正 編著. 〈反延命〉主義の時代 安楽死・透析中止・トリアージ. 現代書館, 2021.

50) シュナイダーマン 2021: ローレンス・J・シュナイダーマン, ナンシー・S・ジェッカー. 林 令奈, 赤林 朗 監訳. 間違った医療 医学的無益性とは何か. 勁草書房, 2021.

51) 柘植 2021: 柘植尚則. プレップ 倫理学 増補版. 弘文堂, 2021.

52) 香川 2021: 香川知晶. 命は誰のものか 増補改訂版. ディスカヴァー・トゥエンティワン 2021.

53) 平沼 2021: 平沼直人. 医師法〔第 2 版〕—逐条解説と判例・通達—. 民事法研究会, 2021.

54) 小西 2021: 小西 敦. 救急医療の法的基層. 信山社, 2021.

55) ハーストハウス 2021: 大庭 健 編. 現代倫理学基本論文集 III 規範倫理学篇②. 勁草書房, 2021.

56) スロート 2021: マイケル・スロート. 早川正祐, 松田一郎 訳. ケアの倫理と共感. 勁草書房, 2021.

57) 松田 2021: 松田 純. 安楽死・尊厳死の現在 最終段階の医療と自己決定. 中央公論新社(中公新書), 2021.

58) 内田, 岡田 2022: 内田博文, 岡田行雄 編著. 日本の医療を切りひらく医事法. 現代人文社, 2022.

JCOPY 498-14836

索　引

川畑 信也 （かわばた のぶや）

八千代病院 神経内科部長
愛知県認知症疾患医療センター長

昭和大学大学院（生理系生化学専攻）修了後，国立循環器病センター内科脳血管部門，秋田県立脳血管研究センター（現 秋田県立循環器・脳脊髄センター）神経内科を経て，2008年八千代病院神経内科部長，2013年愛知県認知症疾患医療センター長兼任.

1996年から認知症の早期診断と介護を目的に「もの忘れ外来」を開設し，現在までに10,000名近い患者さんの診療を行ってきている．2015年から愛知県公安委員会認定医（運転免許臨時適性検査），2016年4月から愛知県安城市認知症初期集中支援チーム責任者，2018年2月から愛知県の西尾市ならびに知立市の認知症初期集中支援チームのアドバイザー兼務.

所属学会:
日本神経学会，日本脳血管・認知症学会，日本老年精神医学会，日本脳卒中学会，日本認知症学会，日本認知症ケア学会，日本神経治療学会など.

著書:
- 続 医師が知っておきたい法律の知識―医療トラブルを回避する対策（中外医学社; 2022）
- 医師が知っておきたい法律の知識―医療現場からみた医事法解説（中外医学社; 2021）
- イラストでわかるせん妄・認知症ケア―家族の様子がおかしいと感じたら（法研; 2020）（一般向き書籍）
- 認知症診療のために知っておきたい法制度・法律問題（中外医学社; 2020）
- 臨床医のための医学からみた認知症診療 医療からみる認知症診療 治療編（中外医学社; 2020）
- 第二の認知症 レビー小体型認知症がわかる本（法研; 2019）（一般向き書籍）
- 高齢ドライバーに運転をやめさせる22の方法（小学館; 2019）（一般向き書籍）
- 認知症に伴う生活習慣病・身体合併症 実臨床から考える治療と対応（中外医学社; 2019）

- 臨床医のための医学からみた認知症診療　医療からみる認知症診療　診断編（中外医学社; 2019）
- 事例から考える認知症の BPSD への対応―非薬物療法・薬物療法の実際（中外医学社; 2018）
- 改訂 2 版 かかりつけ医・非専門医のための認知症診療メソッド（南山堂; 2018）
- 知っておきたい改正道路交通法と認知症診療（中外医学社; 2018）
- プライマリ・ケア医のための認知症診療入門（日経 BP 社; 2016）
- かかりつけ医・非専門医のためのレビー小体型認知症診療（南山堂; 2015）
- 認知症診療に役立つ 77 の Q&A（南山堂; 2015）
- 事例で解決！ もう迷わない抗認知症薬・向精神薬のつかいかた（南山堂; 2014）
- 事例で解決！ もう迷わない認知症診断（南山堂; 2013）
- 臨床医へ贈る 抗認知症薬・向精神薬の使い方 こうすれば上手に使いこなすことができる（中外医学社; 2012）
- これですっきり！ 看護＆介護スタッフのための認知症ハンドブック（中外医学社; 2011）
- 日常臨床からみた認知症診療と脳画像検査―その意義と限界（南山堂; 2011）
- かかりつけ医・非専門医のための認知症診療メソッド（南山堂; 2010）
- かかりつけ医の患者ケアガイド 認知症編（真興交易医書出版部; 2009）
- どうする？ どう伝える？ かかりつけ医のための認知症介護指導 Q＆A（日本医事新報社; 2008）
- 早期発見から介護まで よくわかる認知症（日本実業出版社; 2008）
- 患者・家族からの質問に答えるための認知症診療 Q＆A（日本医事新報社; 2007）
- 知っておきたい認知症の基本（集英社新書; 2007）
- 日常臨床に役立つ神経・精神疾患のみかた（中外医学社; 2007）
- 事例から学ぶアルツハイマー病診療（中外医学社; 2006）
- 物忘れ外来ハンドブック アルツハイマー病の診断・治療・介護（中外医学社; 2006）
- 「物忘れ外来」レポート 認知症疾患の診断と治療の実際―すべての臨床医のための実践的アドバイス（ワールドプランニング; 2005）
- 物忘れ外来 21 のケースからみる臨床医のための痴呆性疾患の診断と治療（メディカルチャー; 2005）

医師が知っておきたい倫理学・医療倫理
その医療行為は倫理に適っていますか?　　　　　　©

発　　行　2023 年 2 月 1 日　　1 版 1 刷

著　　者　川　畑　信　也

発行者　株式会社　中外医学社

　　　　　代表取締役　青　木　　　滋

　　　　　〒 162-0805　東京都新宿区矢来町 62
　　　　　電　　話　　03-3268-2701(代)
　　　　　振替口座　　00190-1-98814 番

印刷・製本/三報社印刷(株)　　　　　　　　〈KH〉
ISBN 978-4-498-14836-9　　　　Printed in Japan